心身養生、もっと工夫を

神田橋 條治 著

岩崎学術出版社

まえがき

「工夫」という言葉が大好きです。探求・探索などの、関連語があるからです。それらの基盤には、「迷って、少し困って、しかし意欲は衰えず、四方八方へ、模索が進んでいく」気分、があるからです。

養生の工夫として考案した、「養生のコツ」は「心身養生のコツ」と「補講」とを合わせると、すでに一五〇を超えていましょう。それらすべてを、日常の健康獲得と維持とに役立ててもらう、を目指してはいません。

ボクの中に、一つの前提があります。個体としての「いのち」は、常に「全き」を志向しています。その志向が、「全き、が損なわれた事態」に対処しようと、活性化されたとき、「自然治癒力」と呼ばれます。その活動に協力するのが、「養生」です。「治療より養生」という標語の意味です。

「養生」を、二種に分けて考えると便利です。①自然治癒力の「発掘と育成」です。②自然治癒力への「妨害」、の除去です。「治療」は、②の一部です。一五〇の「養生のコツ」を読まれる際に、二種の分別を思い浮かべてもらうと、理解を助けましょう。

ここで、ぜひ、お話ししておかねばならない、要点があります。「いのち」の「全き」は、個体ごとに異なるという点です。当然、「自然治癒力」自体も、それへの援助も、個体ごとに、若干の改変が必要です。だって、①一五〇のコツは、すべて、ボクという個体の「全き」に、役立ったものだからです。しかも、ボクも、一五〇もの方法をいつもしているわけではなく、必要なときに、役立てているだけです。②個々の方法の、どれ一つとして、あなたという個体の「全き」に、完全にフィットするはずはないのです。

あなたが、お読みになり、その瞬間の、心身の「全き」が魅かれた「技法」を、試してみて、さらにご自身に合うように、「工夫」してください。

「自分の心身に、合うように工夫する」ことこそ、「養生」の基本姿勢・基本修練です。一五〇の方法がすべて、不合格となっても、試行と工夫の活動、それこそが、「いのち」の「全き」性に奉仕した、ことは確かです。「いのち」の「好き嫌い」を尊重しましょう。

令和五年秋

神田橋 條治

もくじ

第二部　防禦する

第三部　真似る

第四部　ほぐす

本文イラスト……竹下　秀司

第一部　生体の声を聴く

1.「意識する」について

「養生法」の工夫の過程で、このテーマに突き当たりました。「意識」については、哲学の歴史の中で論じ尽くされてきているのでしょうが、ボクは哲学の領域にはトンと不案内なので、素人談議と嗤われるのを覚悟で、お話ししてみることにします。

アメーバなどの単細胞生物にも「学習」はあります。多細胞になればなるほど、「学習」は複雑・多彩となります。また、最近では、食害などを受けた植物が、警戒警報の物質を放出することが知られてきました。そうした現象を理解するには、「細胞間の情報伝達」を想定せざるを得ません。そして「細胞間の情報伝達」が「組織体間の情報伝達」へと進展するにつれて、「神経系」「内分泌系」などの「専門組織」が必要となりました。さらに、それら「情報伝達系」を統括するために、「中枢神経系」が整備されました。以上は、「個体内の情報伝達」です。複数個体によって形成される「群れ」が出現すると、「個体間の情報伝達」のツールが必要になります。実は、傷ついた植物が発する「警戒警報」はすでに、「多細胞生物である個体」の、仲間への情報伝達であるらしいのです。

それはともかく、個体が発する「情報」は「視・聴・触・味・嗅」であり、「発信器官と受信器官」とがあります。ところが、いまいちど原点に戻ってみると、それら「発信器官と受信器官」との活動の基底には、個体内部の「器官間」の「個体内の情報伝達」があり、それらは生体内部での調整に関わっているはずです。それらは通常「欲」と表現されています。「食欲・性欲・睡眠欲」などです。そして、「感覚」として「感知・意識され」ます。以上で、論述の前提が整いました。

すべての「器官と機能」は、「個体」の意義である「いのち」の保全を目的とします。ところが、「いのち」の置かれている「場」は、複雑・多岐で変転します。「いのち」の保全のために、「場」に適応（「戦う」も適応です）するには、「内部の調和」を変化させねばなりません。備わっている「最良の内部調和」を諦めねばならない、ことは日常です。ことに緊急事態では、そうです。「いのち在ってのものだね」です。それが現代人の日常です。「適応」と総称されます。「適応」という名の「無理活動」は、「五感」と呼ばれる「対外情報活動」では、意識しやすく、「遮断・変容」が容易です。「見ざる・聴かざる・言わざる」は一例です。「転換症状」も、その例です。

それに比して、「体内情報活動」は、同じ「無理活動」をしていても、気づき難く、注意を凝らして工夫してはじめて、意識されます。意識されないまま維持されると、「歪み・癖」となり、「いのち」の全き性を損ないます。

「精神療法」と呼ばれる活動は、「歪み・癖」からの脱却、を目指すのではありません。「歪み・癖」も有効な学習行動ではありますから、それらを意識化して、適用領域を限定し、代わって、新たな学習行動を併置する、作業なのです。そのための日常の活動は、心身の内部を、「前意識で・感じる」作業です。通常は、「体感・気分」として把握されます。これは、「いのち」に本来備わっている作業ですから、「自然へ復帰」です。言い換えると、「内部感覚」の要点は、「不自由感の察知」です。どのような「治療」を行っているときでも、「不自由感の察知」を、センサーにしましょう。

以上お話しした考えがボクの中に生まれたのは、太極拳に始まる「一動全不動」の習練からです。端的に言うと、「指一本動かすときも、全身運動である」という心得です。その修練を行う際には、全身の隅々、内部の全感覚に、前意識が配分されていることがコツです。いや、そうなるように心がけること、が修練のコツなのです。それを行っていると、一つの気づきがありました。

本来「前意識」であるものを、臨時に「意識する」のです。本来、「前意識の活動」は常在します。しかし、気づきによって生じた「意識」は、少しばかり心身を固くします。「前意識の活動」を制御する、ことさえあります。「反いのち」です。

この、一見したところのパラドックス、について連想していて、気づきがありました。「前意識」は体感ですから、輪郭がボンヤリしています。「意識」は輪郭晴明な機能・概念です。コミュニケーションの道具、としての必須条件です。またこれは、「概念」としての確固さ、を備えています。それだけでも、「反いのち」「反健康」です。本来「無意識」の、「内部情報系」である動きは、単細胞・植物・動物・人間、すべてに備わっています。未熟ながら、「対外情報系」も、すべての「いのち」に遍在しています。中枢神経の出現により「前意識界」が生れ、コミュニケーションの道具として、「意識」が必要になりました。ほとんど、「コトバ・文字」専用の機能です。

「いのち・健康」がテーマである状況では、「いのちの活動」を「意識する」という、「全生物系」に普遍する感知から、動作の一種である「発声」の水準まで一旦停止し、「意識」というコミュニケーション専用の道具、を排除しておくことが、「いのち」の世界に止まることであり、「意識し、命名し・概念化する」ことば、を排している状態を維持することが、「いのち」への寄り添い、になるのでしょう。「無心」「無我」と概念化されますが、それも「概念化」ですから、やめましょう。

2．Oリングテストに想う

「Oリングテスト」は、カイロプラクティックという整体療法、で使われている筋肉テスト、の発展形として、大村恵昭先生が考案されたものです。学会もあります。ボクも「心身養生のコツ」に紹介していますが、さらに詳しい説明を、インターネットで検索できます。それによりますと、起源は、東洋医学の「経絡」に由来するらしく、漢方薬の相性を判定するのに常用しているボクにとっては、「源流回帰」の嬉しい気分があります。正統な医学の分野では、明確なエビデンスが得られてないので、「代替医療」の類と位置付けられ、貶められています。

ボクは、「薬選び」「食品選び」から、Oリングテストに出会いました。その時の気分は、臨床判断における、「藁にも縋る」心細さからでした、次々に発売される「薬物」を、あれこれ処方する「試行錯誤」は、「いまここ」での「人体実験」ですが、わずかでも、選択・判断の手掛かりが欲しかったのです。試行しての「手応え」から、熱中しました。患者自身でも行える技術であることが、ボクの好みに合っていました。いま一つの好み「シンプル」を目指して、色々と工夫しました。Oリングテストから出発した、種々の「工夫」については、「心身養生のコツ」に列挙しています。それぞれに効用の長短がありますが、動きが「シンプル」化の方向への進化です。具体的には、「筋肉から内部感覚へ」の変化です。現在のボクは、「注意・意識」を向けた外界対象と自分の心身との相性を、「自身の、内部感覚の変化」をセンサーにして、判定する日常ですから、Oリングテストの実技は、シェアード・デシジョン・メーキングの手続きとして行うだけです。ただし「入江フィンガーテスト」と「舌トントン」は、確認のために常用しています。

診療現場や日常場面では、過不足ない実用技術なのですが、ふと疑問が生じました。原法のOリングテストは、患者の筋力の増減で判定します。触れた品物やイメージや考えがその患者の生体と相性が悪いと、筋力が低下し、相性がいいと筋力アップです。だけど、「舌トントン」や「内部感覚の変化」をセンサーとしている場合は、患者の状態とボクの生体との相性で判定しているのです。その証拠に、ボクの体調が不良の時には、身体センサーが不正確になり、Oリングの原法に戻らなくてはなりません。

だけど、Oリングの原法でも、品物や薬物に触れる前の、原点としての患者の状態は、ニュートラルであるはずがありません。原法でも、本質的には、患者は素っ裸で自然林の中でテストを行うのが理想的だ、と論じられたことがあります。衣服その他の異物が、すでに心身に影響しているからです。だけど日常診療では、そこまで厳密に条件を整えなくても、実用に支障がありません。ふと思いついて、Oリングテストよりも敏感な、入江フィンガーテストを右手でしながら、左手で手近な物品に触れてみました。すると、書籍ではごく一瞬、指が止まり、その後スルスルします。そして、品物ごとに一瞬の静止の時間が異なるのです。薬品類では一秒を超えることもあり、薬品でも品物でも、数秒の静止になるものは「×」の判定となります。そこから推論すると、心身は、触れたものを「異物」と認知して、それに馴染む動きをします。馴染んだら「スルスル」になり、どうしても馴染めないもの、難渋するものが「×」になるのでしょう。

「馴染み活動」とは、「適応」すなわち生体の歪みですから、「馴染みの成功」は歪みの固定化であり、馴染み活動の累積は、生体の予備能を減らしましょう。遂には、「これまで馴染んでいたものを異物とする」活動が出現します。「もう持ちきれない」との、「自然治癒活動」です。これを「病」の実態、のメタファーと理解すると、「症状に蓋をする」治療論、を捨て、「症状に学び、援助する」治療論、が生まれましょう。そして、Oリングテストに起源するさまざまなテスト、に親しむことは、「生体の声を聴く」センスを、治療者の中に育成するはずです。だって、テスト自体が、二つの生体の「触れあい・対話」なのですから。

3. チャクラ開発

『「心身養生のコツ」補講50』の第18講「踵骨を立てて動く」、を折々に行っています。踵骨を、あらゆる方向に回転することに挑戦しました。これを入念にやると、踵骨のすぐ前にある「距骨」、が意識できるようになります。「距骨」は、筋肉が全くついていない骨で、足首から先のすべての骨の動きに際し、ボールベアリングの役割をしています。この役割は、直立歩行をするヒト種にとっては、とても重要です。骨格総体の重量を、個々の骨々へ、どのように配分するかを差配します。インターネットで検索すると、「距骨整体」という、「距骨を標的とする施術」が見つかります。「自然治癒力を増大させる施術」が謳われています。「距骨」への意識を濃くするには、踵骨を立てた効果としてリラックスする、腸腰筋・僧帽筋などの背筋の筋肉、のすべてを使って、踵骨を自在に動かす努力をすると良いのです。そのことからわかるのは、それらの筋と踵骨とが、連動しているということです。それはともかく、ここでお話ししたいのは、意識される「距骨」の前方に、「空虚」を感じ取ることです。しかもその「空虚」の中心は、「涌泉」なのです。ふと思いついて、もともと自在に動く「掌・手首」の骨を動かしてみると、掌にも、中央部に「空虚」が感じられ、その中心は「労宮」なのです。そして、掌や腕や背中の筋肉を、あれこれ動かして、「労宮」の空虚感覚が濃くなるように工夫すると、「目がパッチリ」となり、上半身の気の流れが良くなっていることを感じます。ここから、次の連想が生れます。「関連し合う骨と筋肉との・機能配分が良い状態では、明確な空虚と芯が生じる」です。これを敷衍すると、明確な「空虚」の出現・維持が「いのち」にとって最良の在りようである、となります。すると「虚に奉仕する実」という、ボクの大好きなパラドックスが出現するのです。

そこで、「心身養生のコツ」に紹介している、バスタオル製のストレッチポールの上に寝ながら、「空虚探し」「空虚作り」を試みると、「まあビックリ」、ヨーガで重視する「七つのチャクラ」がすべて「明確な空虚」なのです。そして、ヨーガはこのチャクラに従うことを理想としています。結果としては、「虚が実を支配する」です。だけど、その「方針」を行うのは「実」ですから、安心してください。その安心をもとに、体中を探索すると、手首・足首・肘・膝・肩関節など、複数の骨が相互作用しあうあたりには、必ず「小さなチャクラ」が見つかり、それらを尊重して骨を動かすと、全身が「緩んで・充実した」感触となります。何よりも、外界に対する「察知・対応」の能力と、「必要なものだけを、受け取り・学ぶ」活動、がスムーズになります。「子どもに返ったような、成長したような」、だけど「自然ないのち」の気分になります。「和して同ぜず」が実行できる気分になります。これで、第一ステージ完成です。

第一ステージの状態を楽しんでいたら、突然、感覚の変容が起りました。これまでの、さまざまな「骨格活動」で、全身の「骨」を「意識する」ことはできるようになっていましたが、それが、「個々の骨の輪郭を感知する」、に精緻化したのです。「小さなチャクラ」と呼んでいた「骨の間隙」を、全身すべての骨の接合部、に感知できるようになりました。「骨バラバラ」の極致です。頭蓋を構成する骨群も、バラバラに識別でき、個々の微かな動きさえ感じるのです。まるで「柔らかな頭蓋」です。「キュッ」と力を込めることで、任意の体の部分を固くし、逆に「パッ」と緩めることができる「自在」が楽しいです。第二ステージへの進化です。

第二ステージは、究極のバラバラ、「無政府状態」です。人体という統合体は、「バラバラ」のはずはありません。何かのまとまりがあるはずです。そこで、「踊り」の両手の動きをいろいろと試してみると、両上肢が、「一個の大きな球体」を撫でまわしている動作のとき、「美しい・気持ちいい」踊りになることに気づきました。そこで、左右一対になっている骨格をすべて、それぞれ互いに、「一個の球体」を撫でまわすように動かすと、ほとんど、「歌舞伎役者」の美しい所作を行っている感触（錯覚）になり、精神が「細やか・鋭敏・透明」となります。自分の、左右「側頭骨」「肩甲骨」「寛骨」「足裏」それぞれに合った「球体」は、上から下へ順に大きくなりますから、さらに巨大になった「球体」を想定して、その上を歩くイメージにすると、理想的な歩行になり、完璧な「ナンバ歩き」になります。第三ステージ完成です。もちろん、第一・第二ステージの機能も包含しています。

4. 一人でカウンセリング

先日、東京在住の、精神科医、米沢宏先生から、『本当の私よ　こんにちは』（二〇二〇年　青春出版社）という御著書が送られてきました。大島信頼という方の創案になる、「Free from Anxiety Program」という、「一人でカウンセリング」の、分かりやすい紹介です。みなさんにお勧めします。日本の若者がことごとく、発達凸凹の時代となり、「対話と相互交流」をツールとする従来のカウンセリング、が成り立ちにくい、現状では、一人での「心理療法」が、已む無く・不可欠な「代替」とならざるをえません。ボクは同じ意図で、「巻き簾の気功」を利用した、「一人カウンセリング」を考案し、『心身養生のコツ』補講51〜104』の第59講「巻き簾の魔法」に簡単に紹介しています。この度、「大島メソッドFAP」に示唆を受けて、新版「一人でカウンセリング」を考案しました。おそらく、作用機序は、「大島メソッドFAP」と同じであり、一切の「コトバ」を排除していることと、読むだけでできるので、講習会が不要、な点が改良（悪？）点でしょう。やり方を紹介します。

椅子に掛けても、寝転んでもできます。素足、素手で、指を合わせます。両手は野球のボールを抱える形、両足は踵を着けて、指を合わせます。その際、指を曲げて、手に似せて、指先同士がクッツイテいる、ように努めてください。そのためには、踵が離れても構いません。この姿勢が、後で重要になります。次に、両掌の中央、「労宮」からの「気」、を繋ぎます。両足の中央の、「涌泉」同士も、「気」を繋ぎます。ボクの自覚する体感では、両「涌泉」を結んだ気の流れは、腕の中心を上向し、脳の中心、「視床」で合致します。「労宮」同士を結んだ気の流れも、下肢・脇腹を上向し、同じ「視床」で合流します。ただし、差し当たって、この体感は要りません。姿勢ができたら、全身を脱力します。脱力すると、「感覚」がシャープになるからです。以上で、「一人でカウンセリング」の準備完了です。

初心者のうちは、万能のセンサー「舌トントン」、が便利です。まもなく、それ無しでできるようになります。上に挙げた「準備の姿勢」をして、「舌トントン」をして、滑らかなら、「心身の健康ＯＫ」です。滑らかでないなら、治療です。「舌トントン」を続けながら、手の五本の指の接触点と足指五本の接触点に、順番に注意（意識）を移してゆくと、「舌トントン」のリズムが悪くなる場所があります。そこでは、左右の指の接触点の、力が萎えています。互いの指先を、小刻みに回転しながら押し付け合って、接触点を力強くすると、「舌トントン」が、リズミカルになります。病の場所も原因も不明のままの、「治療成功」です。われわれの「いのち」は、刻々と不調和を修正して、生きています。「自然治癒力」です。本質としては、そこに「原因探し」「意識化」は不要です。この手技は、その「自然治癒力」に相似なので、気に入っています。以上が「標準手技」です。

「標準手技」で上手くゆかないときは、「原因探し」です。まず、「こころ」です。色々な「悩み・困りごと・人物」などを思い浮かべ、「力の抜けた指」が出現したら、「小刻み回転」で力強くすると、「悩みの迫力」が薄れます。「成功」です。

「からだ」が原因、の場合もあります。「舌トントン」をしながら、脳を含めた身体全体を、注意（意識）で探索すると、突然、「舌トントン」が止まり、どの指かの、接点が萎えます。「原因にヒット」です。接触点の「小刻み回転」で、改善が無ければ、「気による治療」は不可能、な病態ですから、医師による、「診察・検査」が必要です。通常は、日々、折々に、「準備の姿勢」をするのが、健康チェックと健康法を、兼ねるわけで、「舌トントン」も不要になるのが、動物と共有する、「平常心」の境地です。

「一人でカウンセリング」については「巻き簾の気功」をつかう方法のほかに、「筆の気功」をつかう方法も本書の７「『指いい子』からの展開」で紹介していますが、それらは簡便法であり、ここでの方法は本格的心理療法の水準に到達しています。

5. 右手・左手

ぼんやりとインターネットを眺めていたら、「アスリートの九割は、安静時に胸式呼吸」という記事が出ていました。アスリートを安静にして、右手を胸に左手を腹部に置いて呼吸をしてもらいます。これは、「ハイロー呼吸法」という健康法らしいです。その様子を観察していると、アスリートの九〇パーセントは、右手（胸）、が大きく動き、左手（腹）、の動きは少ないので、安静時すなわち運動していないときは、胸式呼吸をしていて、健康に悪いだろうとの研究結果です。面白いので、インターネットで「ハイロー呼吸法」を検索してみると、たしかに健康法として紹介されています。突然、ビックリしました。原法のハイロー呼吸法では左手を胸に右手を腹部に置いて深呼吸をするのです。あべこべです。そこで原法どおりの手の置き方と、論文で使われている逆バージョンとを比較してみますと、まあ！「二度目のビックリ」です。原法では自然に「腹式呼吸」になるのです。つまるところ原法の手の置き方は「腹式呼吸を誘発する健康法」であり、研究論文はその逆をすることで、原法の効果の証明・強化、すなわち、「アスリートでさえ、手の置き方を逆にすると、腹式呼吸が抑制される」の実験結果だったのです。研究には、どこに落とし穴があるか分かりませんねえ。

とても興味をそそられる、「右手・左手」の機能分化なので、興奮しました。ボクはそれまで、「右半身は左手で、左半身は右手で」と、癒しの機能分化に気がつき、「心身養生のコツ」の基本技法としてきました。それに加える、第二の原理が示唆された、と興奮したのです。

左手と右手を、どのように使い分けるか、の技法を見出そうと張り切りました。使うセンサーはお馴染みの「舌トントン」です。これを使って、身体のあちこちに「右手・左手」を交互に当てたり、手背を当てたりして効果を探索しました。その結果見出したのは、「右手は賦活作用、すなわち鼓舞するべくエネルギーを送り込む、補の作用」「左手は苦しみを吸い取る、瀉の作用」という役割分担です。手軽な実験としては、「くしゃみ」は組織の炎症・興奮ですから、左手で鼻全体を覆うと楽になり、右手で覆うと増悪します。痛みのある部位は、左手で癒せます。面白いのは脳です。脳が「疲れた」とき、左手を当てて「気持ちいい」なら、「興奮状態」であり、右手を当てて「気持ちいい」なら、本物の疲れです。「治療による診断」ができるわけで、初め左手で興奮を沈めて、残った草臥れを右手で癒す、という日常の養生法が有用です。面倒くさい人は、両手を重ね、二つの労宮を貫く「気の鍼」で、身体のあちこちや、他人の身体のあちこちに当てて、「癒し」をしてあげることもできます。どちらの手を上に置くか、どの場所に、どのくらいの時間当てるかは、「舌トントン」で、その都度決めましょう。ふと、「薬師如来」は左手で「苦しみ・邪」を引受け、右手で慈悲をくださると聞いたことを思い出して、「昔の人は、とっくにご存じだったんだ」とガッカリのような、安心のような気分です。

6. 経絡か脳か？　頭の施術

暇つぶしにグーグルを漁っていたら、「頭皮鍼」に出会いました。しっかりした、理論体系と歴史と、を備えた経絡治療で、多くの治療院が、各自の工夫を加えて行っているようです。総じて、経絡とツボを踏まえた鍼治療です。頭皮だけで、全身の臓器の病を治療するのは、経絡治療として自然です。さらに漁っていたら、頭皮マッサージという、現代美容技術、が見つかりました。これも、心身全体を整えることを目指しています。チョット面白いのは、医術の仲間と思える頭皮鍼は、皮下に走る経絡を標的にしており、美容術であるマッサージは、頭蓋内の脳を標的にして、色んな器具を考案しています。まるであべこべです。

それはともかく、ボクは、幼い日の思い出に返りました。幼いころ、お風呂で頭を洗ってもらうと、視野や聴覚がクリアになり、とても気持ちがいい、のが不思議で、頭の汚れが脳を悪くしているのが、石けんできれいに取れるからだろう、と子どもなりに考えていました。成長につれて、さほど画期的な改善は無くなり、忘れていました。あの効果を再現しようと思いました。

ボクの嗜好の核は、「徒手空拳」ですから、指だけで行う施術、を考案しようと思いました。**図1**をご覧ください。両手の指からは、「気の鍼」が吹き出しています。薬指の小指側、から噴き出している「気の鍼」、が最も強力ですが、他の指からも吹きだしており、すべて、小指側、側面からです。これだけを施術の道具とします。いま一つ、必須の技術があります。「舌トントン」です。行っていると、さらに精錬された、「直接感覚」が、次第に身につき、「舌トントン」不要になります。どちらかをセンサーとして、状況判断を行います。では実際の技法に進みましょう。

この原稿を書いている時点では、皮下の経絡・ツボの施術と、脳への気功との、いずれも捨てがたいのです。それゆえ、両者を二段

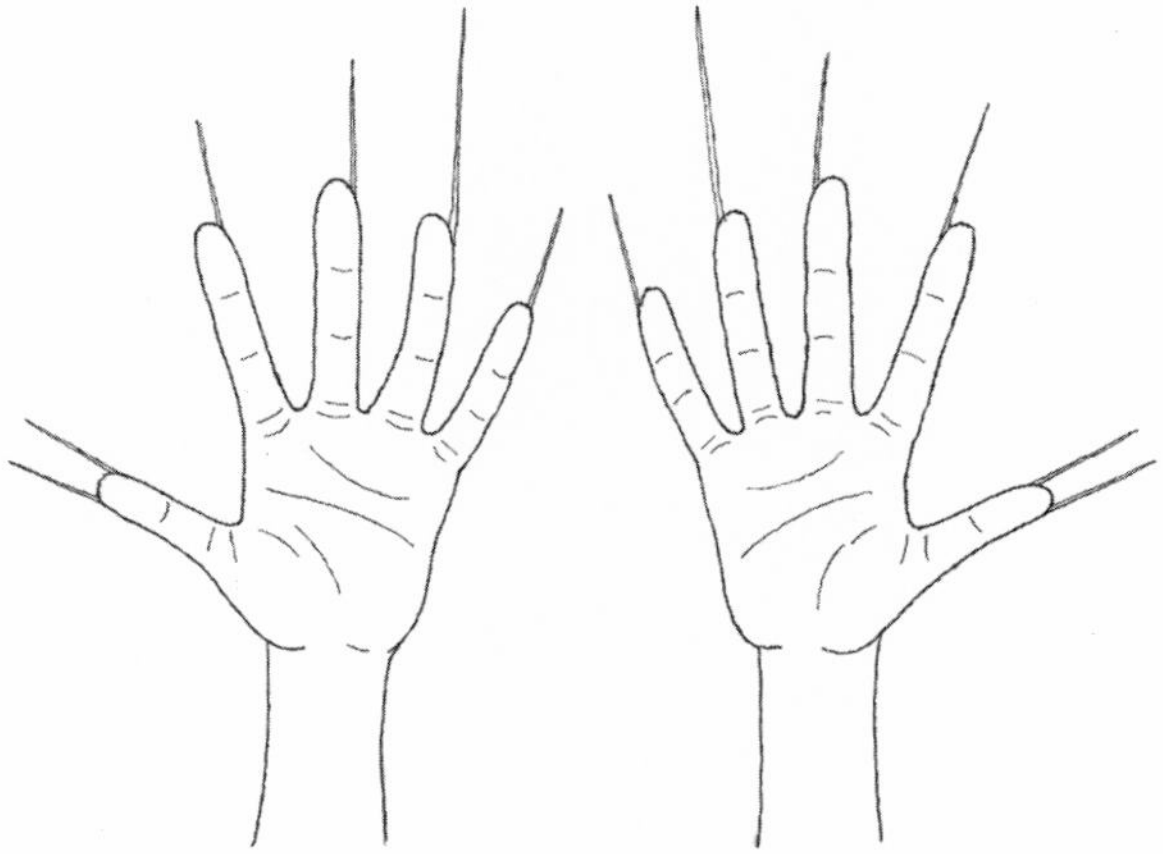

図 1

階で行う施術にしてみました。みなさんは、好みの方だけをなさる、という選択もアリだ、と思っています。

ボクの施術の基本原則は、「左手で右半身を・右手で左半身を」です。今回もその原則で行います。**図2**のように、手の指を開いて、指先だけを頭皮に当てます。絶えず「舌トントン」をして、一〇本の指先それぞれの、「気持ちのいい」場所を定めます。それぞれの指先から噴出している「気の鍼」を、「気持ちのいい」方向に向けます（指先の方向を変えます）。どの鍼かが「気持ち悪い」方向になると、「舌トントン」が悪くなりますから、個々の指の位置と方向とを、微調整します。良い位置が定まったら、数秒間そのままで、注意を「イメージの鍼先」に

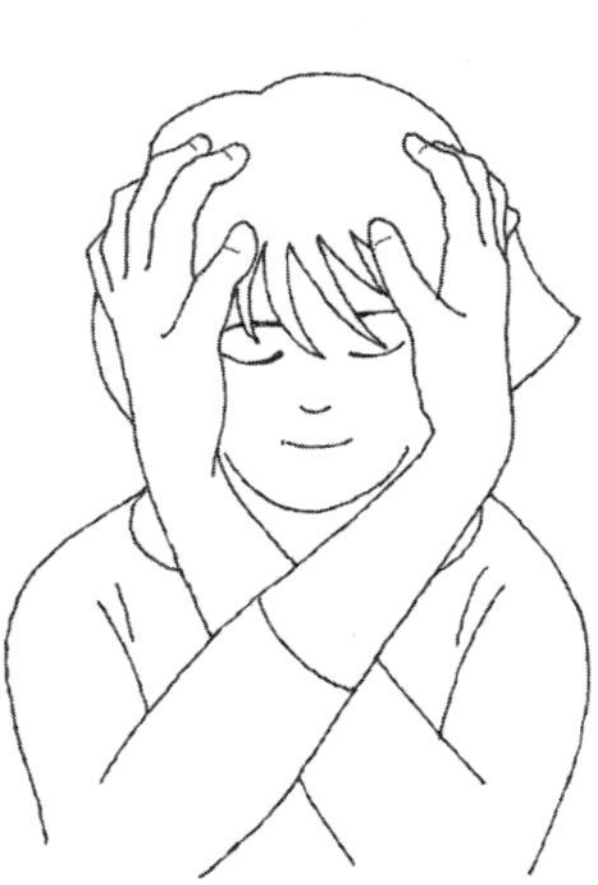

図2

置きます。「舌トントン」が悪くなったら、第二段階に移行します。

一段階の指の位置はそのままに、一〇本の指を頭部に立てます。指先から噴出している「気の鍼」は、頭蓋骨を突き抜けて、脳に侵入します。個々の指先の位置と方向とを微調整して、「気持ちいい」状況を定めて、数秒間そのままで、注意を「イメージの鍼先」に置きます。「舌トントン」が悪くなったら終了です。

二段階が終了すると、視界がクリアになるだけでなく、全身が、「気持ちいい」状態になっています。一息いれたら、最初に戻り、頭部の異なる場所を選んで、一、二段階を行います。

「何だか、心地よい疲労」の状態に落ち着きます。ですから、「頑張らない」が大切です。これらすべての施術は、「休み方の下手な、わたしの心身」に、正しい休息法を指導している「気分」、で行うのがコツであろうと思います。それぞれの独自の心身、が得られると、この技法も、それぞれ独自の技法、へと発展・展開してゆくはずです。ボクは、それを夢見ています。

ボクは幼い時から、脳に興味がありました。脳を癒し、機能を高めること、を夢見ていました。動因は、どうにも自分の脳が手に負えない、という困り感からでした。精神分析を経て、精神医学の道を選んだのは、差し迫った欲求からだったのです。仕事として、精神薬物を使ってきましたが、常に違和感があります。「自分の手に負えない脳」を、薬物で鎮めるのは、「貧困化」である、との確信があります。ボクにとって「精神療法」とは、脳を安らげる「生活の工夫」と総括できます。ここで紹介した、一・二段階の気功は、永年夢見てきた「脳を直接に安らげる」技法です。人生の終末に至って、「初志成就」の入り口を見出した、喜びがあります。

それはともかく、近年溢れている「発達障害」の子どもたちは、ボクと同じ「手に負えない脳」、に悶えているのだろうと思います。二段階の気功が、脳を鎮めるのに役立ちそうです。

お子さんと対面して、両手の指を熊手ように拡げて、脳に当てます（**図3**）右手が左頭に、左手が右頭に接しますから、好都合です。直接触れられるのを嫌うお子さんでは、数ミリ離しても、効果は変わりません。一〇本の指先それぞれから、「気のビーム」が出ています。その方向は、「爪」の指し示

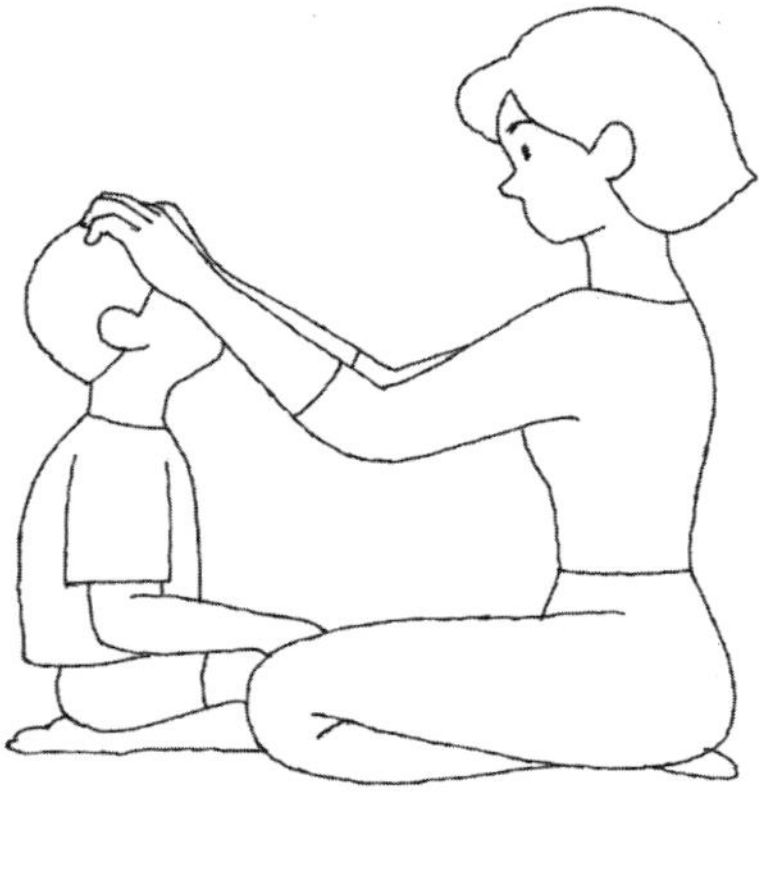

図3

す方向です。爪の角度を変えながら「気のビーム」をサーチライトのように使って、脳のあちこちを探索しますと、「フッ」と楽になる瞬間、が見つかります。ツボを捉えたのです。そこに「ビーム」を固定して、次の指の「ビーム」、での探索に移ります。結局、一〇本の指のすべての「ビーム」が、ツボを捉えたところで、数秒間保持します。はじめは、「フッ」との感覚が摑めないでしょうが、間違っても無害ですから、練習を続けてください。「良い・悪い」の判定は、お子さんがしてくれます。それは親子の「連携プレー」ですから、そのこと自体に、「絆」の育成効果、があるのは当然です。ボクと同じように、「脳」に関心を持つ子、が育つのが夢です。

7.「指いい子」からの展開

薬との相性を判断するために「Oリング・テスト」に出会って以来、さまざまな感性テストを開発しました。それらを、『心身養生のコツ』に紹介していますが、ボク自身は専ら、「感性のビーム」を使って、「邪気を観る」日々です。整体の苦しんでいる部分を「感性のビーム」で探知するようになって久しいです。処方に際しては、「エビデンス」で喧伝されている薬物等を、病者の「邪気」に対応させ、処方の適否・適量を、相性で決める、を定式としています。心的外傷のフラッシュバックで苦しんでいる人の、左右の帯状回に「邪気」を「観て」、それに漢方薬を対応させ、邪気が薄れることを確かめて、「四物湯合桂枝加芍薬湯」の加減法を発表してからも、二〇年ほどの年月が経ちました。

その後「経絡治療」に興味を持ち、帯状回に邪気のある人には、成書にある「経絡」だけでなく、五本の足指の先から「気のビーム」が伸びており、それを抓んで、「ネジ釘を抜く捻じり」すなわち「瀉の捻じり」をすると、漢方薬よりも的確な治療効果があることを発見しました（『神

田橋條治が教える 心身養生のための経絡・ツボ療法』二〇二〇年　創元社）。即座に効果が自覚できるので、患者本人や家族に教えて、毎日の養生法としてもらっています。ところがその後、チョット飽きがきて、「瀉捻じり」なんかしなくても「気のビーム」を「引っこ抜く」のでもいいんじゃないかと試してみると、同じ効果で手軽なので、少し工夫して、「筆の気功」を考案しました。次の方法です。

下腿を大きな「筆」の軸と見立てます。足首から先が、毛の部分「穂先」です。「穂先」に水がいっぱい含まれているイメージで、両手でそれを、毛先に向けて優しく絞り取る動作をします。五本のビームを纏めて引き抜く作業です。ほとんど練習の要らない作業で、効果抜群です。ほとんどの患者本人が、自分でできます。下肢は帯状回を癒しますが、上肢は小脳のあたりを癒すような気がしますので、上下肢共にしてもらっています。手軽で即効です（198ページの図15をご覧ください）。

手軽で有効なのは嬉しいのですが、何だか寂しいのです。「捻じり」が無くなったからです。ボクは、蝶々やマンタの動きや、あらゆる踊りやスポーツの、捻じりの動きに魅了されます。さらには、「手足合掌」（『心身養生のコツ』二〇一九年　岩崎学術出版社）の治療効果も捨てがたいので、「経絡相対」という、心的トラウマ全体を癒す方法を工夫し（『心身養生のコツ」補講50』二〇二〇年　岩崎学術出版社）さらにその発展形として、「巻き簾の気功」を考案しました

（『心身養生のコツ』補講51～104』第59講　二〇二二年　岩崎学術出版社）。自分で「巻き簾の気功」をしながら「自由連想」をしていると、以前に発表した「雑念散歩」（『心身養生のコツ』二〇一九年　岩崎学術出版社）よりも一段優れた本質を備えている、と気づきました。

心理療法の大部分を占める「対話による心理療法」では、語る人と受ける人とは別人格ですから、当然、コミュニケーションのズレが生じます。内省の場合はそのズレはありません。精神分析治療を体験した人にとって習慣となっている、「自由連想」は、心身機能の展開のための、優れた方策です。ところが、「自由連想」は、「本質として不可能」である、とのパラドックスがあります。各人・各様の「連想のクセ」があるからです。クセの多くは、過去の経験の中の、トラウマの処理に際して学習した、「カプセル化」という不安処理パターンです。今なお、古いトラウマをカプセル化している、ことさえあります。新たな現在の学習意欲と過去のパターンとの「葛藤」、は中心課題です。それゆえ、治療者の役割は二点です。「不自由」の意識化、と不安反応への「支え」です。認知行動療法は、既存パターンの改良、という「安全で倫理的」な方策です。

不安反応の構成要素として、重要なものに、「フラッシュバック」があります。「雑念散歩」では、「自然環境の中を歩く」が、間接的に、フラッシュバックによる混乱を処理しますが、「巻き簾の気功」や「筆の気功」では、脳を直接に癒しますので、効果はシャープです。言い換えると

「一人で対話精神療法」です。しかも実際に行ってみると、さまざまなテーマを、同時並行的に前意識レベルで取り扱うし、無理強いは自ずから避けるので、「程よい」内省精神療法、になるような気がします。「気が向いたとき」にするのが、適切な頻度となります。

以上は、「個体としての心身療法」の段階ですが、ふと思いついて、「巻き簾」の竹を身体の外まで伸ばし、身体の上下・左右にも竹を配置したイメージにして行ってみると、何やら「小周天気功」が「大周天」に発展した時のような、危険な「恍惚感」が生じます。「君子危うきに近寄らず」ではあります。

8. 多層円盤の気功

『「心身養生のコツ」補講50』の、第29講「小周天もどき・大周天もどき」で、古来の「小周天・大周天」を円盤の回転に置き換えること、を提案しました。それは、『心身養生のコツ』の、「円盤の気功」の応用でした。最近流行の「ポリヴェーガル」理論では、「自律神経系」は、身体の前面と背面に走っている、ということになっていて、「小周天もどき」に符合するなあ、と面白く思いました。ボクの「円盤の気功」では、円盤の回転方向が、通常は前方に回転する、すなわち小周天が背中を上昇し、脳天から腹側を下降する動きになります。そして、回りやすい回転方向を採用し、回転しなくなったら終了、としていました。そのあたりは、「ポリヴェーガル」理論とは離れているのかもしれません。

最近、体内への感性が洗練されて、ふと気がつきました。身体を縦に割って回転する円盤の左右に、逆回転する淡い円盤があります（感知できます）。さらにその左右に、一段と淡い、さらに逆回転する円盤が感知できます。しかも、感覚が錬磨されるにつれて、交互に逆回転する多層円盤、の枚数は無限に増え、個々の円盤は淡くなっていくようなのです。そうなると、「手に負えません」。できるのは、時折意識を向けて、「無数枚」の円盤群が「自ずから」互いに逆回転している、らしい雰囲気を感知するだけでいいようです。心身が緩み、視界が爽やかになります。

ふと思いついて、「大周天」に応用してみました。何のことはない、ただ円盤を無限大に巨大化するだけです。結果は「得も言われぬ安らぎ」です。そして気がついたのは、「円盤の動きに介入しない方が良い」、ということです。円板群が「自ずから」回転している雰囲気を、「時折」感知するにとどめる方が、「効果」を乱しません。修行としての「小周天・大周天」、ことに大周天では、副作用への用心が繰り返し語られています。精神異常をきたすことさえあるらしいです。ふと「禅病」を連想します。「マインドフルネス」でも、似たようなことが起るらしいですね。「自然の営み」に手を加える、ことは慎むべきなのでしょう。「感知・尊重」の作業ですら、わずかとはいえ介入です。「感触・感謝・お任せ」程度に止める謙虚さ、が要かもしれませんね。

ところで、動物の多くは、「左右対称」の構造を備えており、植物はそうでないのは、小周天・大周天と関係あるのかなあ、半身不随の人や義手・義足の人では、事態はどう展開しているのかなあ、と連想して、診療の楽しみが増えました。ボクの生来の性癖です。

第二部　防御する

9. バリアあれこれ

ロンドン留学時、各国からの留学生の中に、鼻下に髭を蓄えた人が居て、精神科医で軍人でした。軍人には、その種の髭が合っていて、子どもの落書きでは、軍人には髭を描きます。ボクの父も、軍隊に入って髭を付けました。もともと気の弱い人だったので、軍医将校として部下に接するのに、助けになったのでしょう。この原稿を書いていて気づきましたが、髭は鼻の下ではなく、唇の上縁にある方が、「強い気分」「威圧する気力」になります。イメージしてごらんなさい。

顎や頬に髭を蓄えている人々、がありました。全員が精神療法家でした。観察していて、全員が、自分の「優しさ」を持て余している、患者の依存心を誘惑してしまうので、それへのバリアとしての頬髭だ、と連想しました。明治の偉人たちの肖像の頬髭も、同じ雰囲気です。偉くなる人、人徳ある人、の悩みの種、であり、対策なのでしょう。「菊のカーテン」は、国民への「慈しみ」を切れ目なく維持するのに必要なバリアであり、「開かれた皇室」を志向するのは、「皇室という機能」を危うくするでしょう。

まだ、若かった時分、親しくなった、鑪幹八郎先生が、顎髭を蓄えておられるので、ボクの仮説をぶつけてみました。困惑した表情と、「分っているんだったら、質問しないでください」がご返事でした。一層、仲良しになりました。先生はその後、京都文教大学長になられました。「じゃれ掛かる」のは、幼い時からの「対人緊張癖」への、ボクのバリアであり、やりすぎの失敗は、数えるときりがありません。

統合失調症（精神分裂病）は、心身を外界に合わせることで「内側が分裂する」。「分裂を保持できない脳」、すなわち「精神統一病」だから、「失調する」。「自閉」が有効である、と患者と話し合い、合意に基づいて、「自閉療法」を作ったのは、一九七〇年代です。その後、病態の如何に関わらず、「バリア」で護られることは、生体に必要だと判り、「四層のバリア」を考案し、対人活動における守りとして、「中心軸再建」と並んで、『心身養生のコツ』に載せています。

その後の「工夫」をお話ししますので、試してみてください。

①**「皮膚の裏地」**「四層のバリア」の中では、外側のものほど容易に作成でき、内側のものほど、イメージし難いのです。そして、最内側の「皮膚」のバリアが、最も、意識を維持しにくいのです。そこで、服の「裏地」をヒントに、全身の皮膚に裏地を付けるイメージにする、を考案しました。すると、裏地で厚みを増した「皮膚」は、バリア効果も強力で、維持・保持も容易です。

②**「針千本」**「裏地」だけでなく、多くの動物のように、皮膚に「濃い毛が生えている」イメージを想い浮かべ、全身ことに顔面皮膚に、「熊」のように、剛毛が生えていると空想すると、バリアの機能が強化されます。しかしこれらは、すべて、「防禦・受け身」です。当然の流れで、「攻撃は最大の防禦なり」というフレーズが浮かびます。これが実在するのです。薬指の小指側から伸びている「気の針」は、「気の探索針」として最も高性能です。これを使って、対象となる人の顔面（写真でいいです）を撫でてみましょう。通常の人では「針」を横に寝せて払うと「スーッ」と撫でることができますが、探索針が何かに妨げられて撫でることができない顔面があります。顔面の皮膚だけでなく、体全体の表面の何処についても同じです。繰り返していると、その人物の全身体表から、「針千本・万本」が生えている、感触が生まれます。「針ネズミ」です。「金正恩」「トランプ」「プーチン」のお三方は典型です。しかも、「金日成」「金正日」のお二人には、所見なしです。この所見と、「幻の竹串」での検査結果とは、一致します。すなわち「胎児期の愛着障害」です。「フロイト」をはじめ超有名な精神療法家の中に、この両方の所見を備えている方を散見します。やむなく採用された、この「健康法」の、光と影について考えることは、勉強になり、寂しくもなりますが、「人は皆、懸命に生きているのだ」と、やさしい気持ちを持ちましょう。

10. 加齢難聴に「耳マッサージ」

ここでお話しする「耳マッサージ」は、二〇年ほど昔、どこかで読んだものですが、記憶が失われています。だけど、運転の信号待ちの時に、四つの術式をしていましたので、やり方は覚えています。つまり、ボクのオリジナルではありません。八〇歳を過ぎてから、徐々に確実に、聞こえが悪くなり、鍼灸をはじめ、あれこれ苦心しています。同年齢の知人が「補聴器」を誂えていますが、数十万円かかったと聞きます。大変です。それに、「徒手空拳」を美学とするボクの人生に、「補聴器」はどうもいただけません。儚い抵抗かと危ぶみながら、鍼灸のツボをヒントに、「耳マッサージ」の四つの術式、に少々の工夫を加えて、精錬することを試みました。

準備　①まず、爪を短く切ってください。皮膚を傷つけないためです。女性でも難聴が問題になる年齢では、オシャレより生きやすさ、でしょう。特に、小指は、丁寧に爪切りをしてください。②ボクは脂性ですが、乾燥肌の人は、クリームなどを使って、皮膚を傷つけないようにしてください、湯上りなど、皮膚が水を吸って、柔らかになっているときは避けましょう。③センサーとしての「舌トントン」、を習得してください。これができるかどうかで、技の的確さ・細やかさ、が決まります。

第一の施術　この第一の施術が、聴力改善に、最も効果がありますので、入念に行なってください。**図4**をご覧ください。中指と薬指の間に耳たぶを挟んで、ゆっくりとマッサージします。指先を軽く立てて、指先だけでマッサージする、半ば「指圧」の気分です。原法ではこれだけですが、「舌トントン」をして「気持ちいい」で探すと、(i) 耳たぶの付け根の部分を指先が通るのがいい。(ii) 下は、中指先端と薬指先端が接する時点まで下りるのがいい。(iii) 上は、曲げた薬指の先が、耳朶の付け根をぐるりと回って、舌トントンが止まる位置まで指圧す

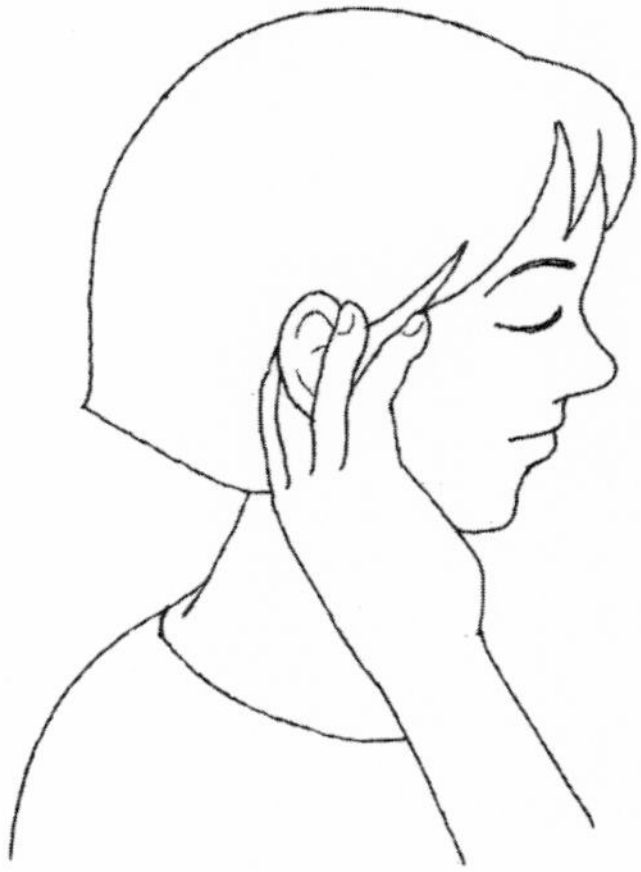

図4

る。そのためには、肘を前上方に挙げて行く。ここが最も重要な施術です。絶えず「舌トントン」をして、舌が動かなくなったら「止め」の合図です。

第二の施術　おそらく、鼓膜の柔軟性を高める施術でしょう。「耳ポン」です。小指をできるだけ深く、耳穴に差し入れます。「舌トントン」が「ヨシ」と言ってる、深さと角度です。耳穴の皮膚を傷めないように、小指の爪をやすりかけして、ツルツルにしておくのがお勧めです。せめても、親指の腹で、爪先の滑らかさを点検しておきましょう。クリームも必要です。充分に差し込んだら、その状態での小指の形、を意識しておいて、指の中心線に添った動きで、「ポン」と引き抜きます。耳穴を傷めない工夫です。回数は「舌トントン」で決めます。指を差し込む動作で、「ヤメ」

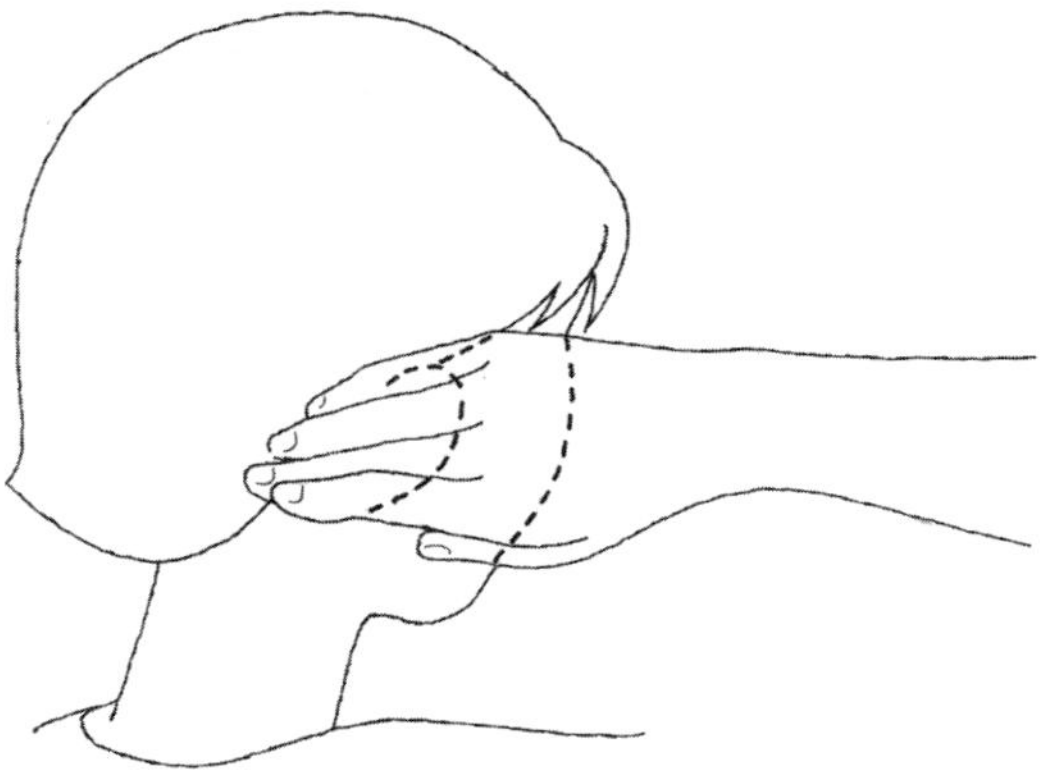

図５

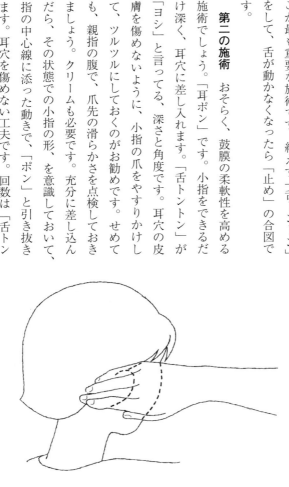

の指令が出たら終了です。たいていは二回でしょう。

第三の施術 耳介後方の頭蓋骨を、中指で叩く動作です。おそらく、骨の振動と、耳穴の中の空気を太鼓のように叩く、のとの二つの効果でしょう。**図5**のように掌で耳介を押さえ、耳穴を封鎖します。密閉が完全だと、「舌トントン」が「OK」を出します。中指で頭蓋骨を探り、「舌トントン」が「OK」を出す場所を探します。見つかったら、中指の第一関節の上に、人差し指の先端を、押し付けるようにして、次に、人差し指を滑らせて、人差し指の腹で、頭蓋骨を叩きます。押し付けている中指の先はそのままで、人差し指の方を、横・下方にずらす動き、が「コツ」です。「トン」という太鼓の響きが、鼓膜に感じられるなら、密閉ができています。中指での探索で、「舌トントン」の「OK」の場所、が見つからなくなったら、終了です。

第四の施術 これは、耳朶を摑んで引っ張るだけですから、全く簡単で、しかし、複雑です。「舌トントン」が大活躍する施術です。まず、耳朶をどのように抓んだら、気持ちいいかを「舌トントン」で決めます。引っ張る方向とセットですから、現実には、絶えず「舌トントン」をしながら、耳朶の抓み方と引っ張る方向、を決めることになります。「舌トントン」が、「OK」を出すことが無くなったら、終了です。

ここで、一つだけ、新しい気づきがありました。右手で左耳朶を、左手で右耳朶を引っ張るのが、さらに「気持ちがいい」のです。ボクが、他の所で書いている、「右手で左半身を、左手で右半身を癒す」の原理が表れているのです。残念ながら、他の三つの施術ではできませんが、「引っ張る」のだけ、左右を入れ替えてみるのは楽しく・効果的でしょう。ひょっとして、「認知症」の人へのサーヴィスとして、使えるかもしれません。第一、と第四が使えそうです。

哀しいことに、努力の甲斐なく、ボクは最近補聴器をつかうようになってしまいました。ただしこの施術は中高年の耳の健康法として有効ではあると思います。

11. 高齢者のための筋トレ

ときおり、若者顔負けの、ムキムキ爺さんの映像を見ることがあります。だけど、まあ七〇歳台までですし、何より婆さんがいないので、健康法とは言えないでしょう。最近一寸したブームになっているのは、「ポール・ウォーキング」です。インターネットで検索してください。スキー由来の、両手で杖を持っての歩行です。ヒトの骨格は四足動物と似ていて、二足歩行には少し無理があるので、いろいろな整形外科領域の、病の原因になっています。四つ足歩行は理想的です。グループでの、「ポール・ウォーキング」は楽しそうです。だけど、これも七〇歳台まででしょう。高齢者は、体力に個体差があり、しかも、日々変動します。無理は「冷や水」です。しかも、せいぜい、週一回ぐらいしかできないでしょう。そこで、似たような効果を目指した、高齢者用の運動を工夫しました。「寝床でウォーキング」です。布団の中で、寝る前や起きがけに行う体操です。気が向いたとき、無理のない程度に行う、トレーニングです。

①うつ伏せに寝て、四肢一〇本の指先と、膝と、肘と、前額で、体重を支えます。はじめは、

胸や腹にも体重が懸りますが、できるだけ浮かして、「イモリ」みたいに動くのです。イメージとしては、「ポール・ウォーキング」で行いましょう。無理のない時間（はじめは一〇秒ぐらい）行って、あとは、「全身ブラブラ」のほぐしです。無理のない「気持ちいい」程度で、腹六分目ぐらいで止めるのが、永続きのコツです。続けていると、次第に筋力がつき、最終的には、胸も腹も膝も肘も、ほとんど体重を懸けなくなります。「ポール・ウォーキング」の気分になります。前後で血圧が安定しますし、熟眠が得られます。目覚めたときに行うと、「目がパッチリ」します。

②仰向けでする、のもお勧めです。うつ伏せのときと異なり、両腕は体側に置きます。掌と指先、足裏と足趾、を布団に置きますから、腕も膝も、少し曲げた姿勢です。顎を挙げ、天井に向けて、後頭の頭頂部に近い所を布団につけて、頭を支えます。この仰向けの体操の、建前上の目的は、「床ずれ防止」です。近い未来の「寝たきり老人」の、「床ずれ」の場所は、後頭部、肩甲骨、腰骨、坐骨、仙骨、踵です。その部分が動かなくなり、圧迫⇩血流障害⇩壊死、となるのです。それらの部分を極力動かす、できれば、「体を浮かして動かす」と、筋トレになりますが、ただ動かすだけでも、その動きを主導する脳、のトレーニングにはなります。首の筋肉の筋トレ、は特に大切です。寝たきり老人は、脳機能の衰退が、筋肉の無動を引き起こし、「床ずれ」を起こしてもいるのです。ですから、「起きて歩行」は不可能でも、真似事でも、それなりの効果が

あります。

③まだ、寝たきりになってはいない、貴方の日常では、①②のトレーニングで得た「身体感覚」を使って、「幻のポール・ウォーキング」、をしましょう。普段に歩いているとき、「ポール」を持っている「つもり」で歩く、それだけです。肘を少し曲げて、両手を軽く握っているだけ、ですから目立ちません。そして、心の中で、呪文を唱えます。「骨はパラパラ」、「床ずれないよ」、を交互に唱えます。ちなみに、健康のための呪文を考案するときは、身体に沁み込みやすいセリフ、にするのがコツです。幼児に語りかける時と同じです。時には、胸の高さの棚や椅子の背もたれに両拳を置いて、足踏みを行うと、「ポールの幻」が、濃いものになります。

④熱心な方は、『「心身養生のコツ」補講50』の第8講「脳の中の小人」と、第21講「恥骨結合を意識する」、を組み合わせて、「小人の恥骨結合を意識する」を試してください。「小人の恥骨結合」を意識すると、自然に、「本物の恥骨結合」が意識され、途端に、全身の骨に意識が配分されます。その意識状態で、「幻のポール・ウォーキング」をすると、「もう、幸せ！」と叫びたくなるような快感が得られます。まあ、「試してみなはれ」。

12. 全身で動く

『心身養生のコツ』シリーズを眺めていると、「運動」に関連したものが、突出して多いことに気がつきます。幼い時から「運動音痴」で、幼稚園から高校まで、駆けっこでビリから二番になったことが一度あるだけで、あとは常にビリであった情けなさ、を引きずっているからでしょう。いろいろと工夫をして、あれこれ書いてきましたが、八六歳になり、書いた内容を日常的に行うことは少なくなりました。所詮、運動は八〇歳までの健康法でしょう。ところが最近、日常生活の中で、必要最小限の限局した動きをしていることに気がついて、愕然としました。「大腿骨から下だけで歩く」「箸を持った手だけでの食事」など、典型的な老人の省エネ動作です。当然、駆動する「脳」の部分も少ないでしょうから、「認知症」への道程でしょう。慌てて考案したのが、今回の「全身で動く」です。

練習は段階的に行います。

① まず、『「心身養生のコツ」補講51~104』の、53講「転がる骨たち」を練習してください。

全身の骨に万遍なく注意を配るセンス、が身につきます。

②次に、何かの動作、例えば「右手で箸を手に取って、使う」動きを、最も遠いからだの部分、すなわち「左足の小指の先端」から発動し、途中のからだの中を通って、右手に到達する「骨たちの動きの連鎖」を体感する、練習をします。逆に、左足から踏み出す歩行の時、右手中指から動きが発するイメージにします。中心部の動き、例えば咳をするときには、四肢の中指先端、つまり四か所から、咳の動きが発動するイメージにするのです。この②の練習が難しいと感じたら、①に戻って練習してください。②が身についたら、『心身養生のコツ』のあちこちに書いている、「一動全不動」の、基礎が「身についた」のです。

③「全身を包む気の層」をイメージしてください。層の厚さは自分の好みで良いですが、宇宙服に似た保護層です。宇宙服と違って、加減をしながら、外界との交流を行いますから、細胞膜の機能です。保護層の厚さは各人の好みで良いのです。ボクの場合、厚さ三五センチほどです。③が身についたら、意識の大半（ボクの場合七〇パーセント）は、この層に置かれます。さらに、この保護層は、脳と直結し、体感としては「脳の拡張部」です。③が完成しても、折々に、①②③と復習してください。

「脳の拡張部」としての③、が身についたら、動きに限らず、すべての「行い」を③主導で行います。「主導」とは①②も参加している、の意です。この「ありよう」が身につくと、「知・

情・意」のすべての「行い」を、「こころ」「からだ」の統合体、が行っている気分になります。

「針穴に糸を通す」という「行い」は日常的ですが、老人には難事です。「視力・集中力・筋肉運動」の統合が必要だからです。試みに、いつものように「糸通し」を試み、次に③の心身で、同じ「糸通し」を試みてください。視界が鮮明になり、指の動きが微細になり、「糸通し」能力の向上が実感できます。

「糸通し」の実験で分かるように、「脳の拡張部」に注意を置く、③の意識状態は、統合体としての心身の機能をシャープにします。しかも、③の意識状態を維持することは、わずかな練習で身につきます。つまり、日常のあり方・習性となる、ことが可能であると思います。「意識を維持する」が「無意識の習慣となる」という、パラドックスは「いのちの」自然です。

日常に③を行っていたら、さらなる発展がありました。④です。「脳の拡張部」の実質である「気」が、「宇宙服」を貫いて、「からだ」の深部、細胞間の隅々まで浸透する体感が生じました。しかもそれは、幹である「脳の拡張部」と同質の、微かな「行い」をしています。突然の連想「新生児はこうなのかな」、がしっくりします。

ちなみに「脳の拡張部」が確かになると他者の心身への観察力がシャープになります。臨床医の能力を鋭くします。

13. 全身のストレッチ

筋肉は、収縮だけを表芸とする、単純極まりない臓器です（多彩な、無意識の生理機能があることは解明されています）。ただし、機能維持のためのメインテナンスとして、ストレッチという方策がお勧めです。血流や代謝のリフレッシュの作業ですから、本格的な筋トレでは、必須の手続き内容です。われわれ普通生活者も、動物として、日常の筋肉活動をしていますから、それなりのストレッチは、健康法として有益です。しかし、生活に関与する筋肉は、無数であり、どれを取り上げてストレッチするか、は定まりません。そこで、全身を満遍なく、ほどほどにストレッチする方法、を考案しました。「寝床でストレッチ」です。

用意するものは、毎晩眠る、通常の布団と二枚の座布団です。ベッド生活の方は、原理を理解して、自分なりの応用を工夫してください。

① 座布団の一枚を二つ折りにして、足もとの敷布団の下、に押し込みます。仰向けに寝て、両の踵をその上に置くと、アキレス腱と膝裏を中心に、下半身のほとんどすべての筋肉の、縦方

向の、微かなストレッチになります。両腕をバンザイにして、もう一枚の座布団を二つ折りにして、手背をその上に置くと、上半身の背中側の、縦方向のストレッチになります。次に、伸ばしている上下肢を、ゆっくりと内側へ巻き込む動きを加え、軀幹も、巻き込む動作に加えます。これは、横方向のストレッチです。縦横のストレッチの結果、身体全体は「竹ひご」で編んだ「ざる」の感覚イメージとなります。この縦長の「ざる」は、身体の背の「命門」の部分が、「凹」の底になる形で、両足先と両手先が開いている「ざる」です。**図6**をご覧ください。次に、面白いイメージ遊びをします。「ざる」の中に、一升ぐらいの「乾燥大豆」を入れます。もちろんイメージです。イメージの「ざる」すなわち凹型の身体を、ゆっくりと、多方向に傾けます。「乾燥大豆」が音もなく流れ動く、程度のゆっくりした動きです。「舌トントン」をしていて、

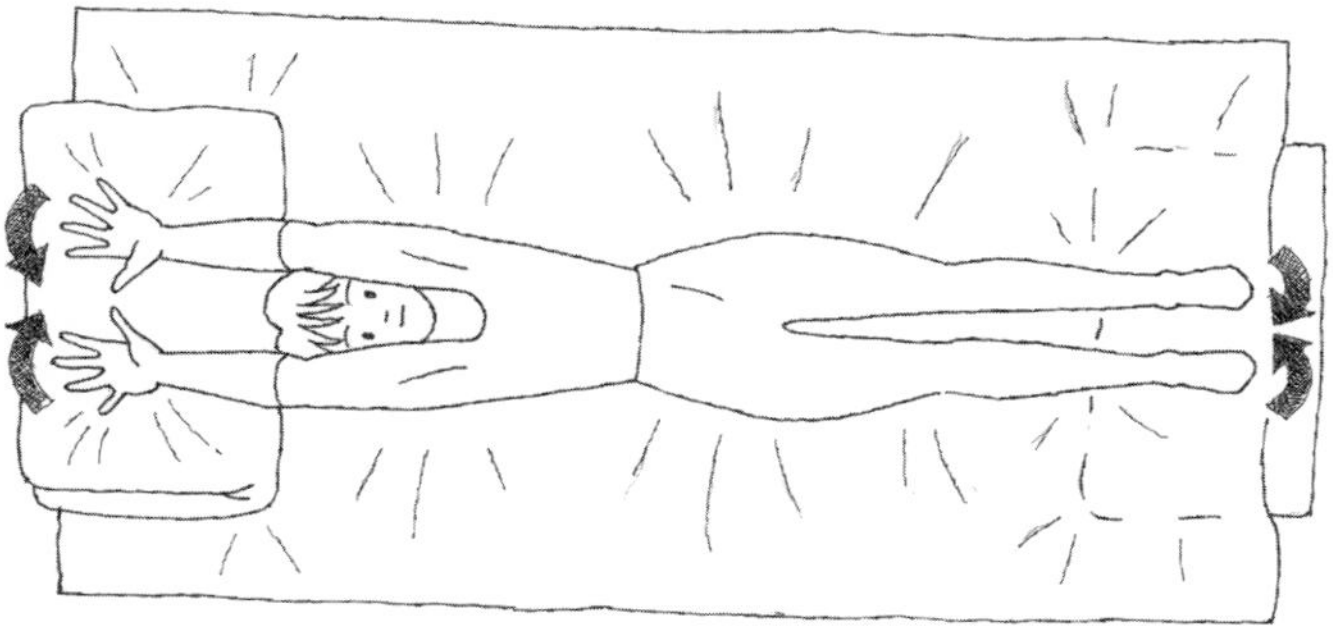

図6

「気持ちいい」程度のスピードです。「乾燥大豆」が満遍なく転げたら、動きを終了し、仕上げは「筋弛緩」です。「ざる」を解体し、構成している「縦横」の「竹ひご」をバラバラにして、「全身ブラブラ」のクラゲの動きです。

②次は、うつ伏せに寝て、①と全く同じ手順で、ストレッチを行います。夜は就寝前に行い、そのまま「眠り」です。朝も同じことを行い、起き上がって、立ち上がってのクラゲの動きや「伸び」をすると、「あくび」が出ることがあります。筋肉の代謝で排出された「邪気」が、吐き出されたのです。「大成功」です。

③何日か続けていると、「ざる」の身体イメージを、「いつでもどこでも」、椅子に掛けていても、歩いていても、できるようになります。すなわち、全身の小さな筋肉にまで、微かに意識を配分できている状態になります。ひまを見ては、短時間に、「心身リラクセーション」を行えます。さらには、「万遍なき意識」を使って、「わずかな行動も全身で」と心がけると、「一動全不動」「全き心身」という、「究極の気持の良さ」が得られます。「若返りの錯覚」です。

14. 万能トレーニングジム

大仰な名称を付けましたが、老人の遊びです。と言っても、とても有効な健康法です。ボクは、『心身養生のコツ』に、古いバスタオルで手作りする、「ストレッチ・ポール」を紹介しました。それだけを使った、老人向けのトレーニングを工夫したのです。方法は二段階で、まず「筋・骨格ほぐし」、次いで「筋トレ」です。

使い古して固くなったバスタオル、を二枚、用意します。それを一枚横向きに丸め、さらにもう一枚重ねて丸め、一メートル余りの長さの、棒状のものを作ります。詳しくは、『心身養生のコツ』をご覧ください。ただしそこでは、濡れた新聞紙を芯にするように書いていますが、老人向けには、ややフニャフニャぐらいの方が、硬化した体に馴染みます。それを布団の上に置いて、仰向けに乗り、頭蓋から尾骨まで、背骨に当てます。ボクは布団の上で行いますが、柔らかなベッドやマットレスを使っている方は、絨毯の上で行う方がいいかもしれません。身体が、「気持ちがいい」方をしてください。

第一段階「筋・骨格ほぐし」 仰向け大の字になり、「命門」を中心に。手足バンザイをします。それをしばらくしていたら、大発見！「命門」は、第二腰椎と第三腰椎の間隙です。そこを中心に、前後に三〇cm、左右に五〇~七〇cm幅の、楕円形が意識されるのです。「気の円盤」です。それを加えると、英国国旗ユニオンジャック、のイメージとなります。四肢と脊柱の上半身と下半身と、「命門の円盤」からなる「米」の字です。素晴らしい発見とは、「気の円盤」で、八本の枝を自在に操れることです。まず、四本の枝すなわち四肢は、「米」字が示すように、命門から生えているイメージですから、途中の軀幹の「筋・骨格」、も脱力します。「気の円盤」を操ることで、初めは一本づつ、遂には四肢を、バラバラにほぐします。下半身は、命門以下の、脊椎・仙骨と尾骶骨、を構成する個々の骨々を、すべてバラバラにする、イメージです。上半身は、なかなか難しいのですが、頭蓋骨を構成する骨群と、第一・二頸椎とが、自在に動くよう、イメージしてください。

次の段階は、「命門からの気の円盤、の操り」で、八本の枝それぞれを構成するすべての骨が、一斉にバラバラにくねる、動作を行うのです。『タコ踊り風』です。この、「脱力・バラバラ」の完成度が、第二段階の質を決めますので、毎回、ここから始め、入念に練習してください。疲れている日は、この段階までで眠ってしまっても、充分な健康法になります。

第二段階「万能トレーニングジム」 いよいよ本番です。見たことのある、ありとあらゆる筋トレ、を真似してください。重量挙げ、ボルダリング、水泳、アイスダンス、ことに、水ではない「糊の」プールでの水泳、格闘技、棒高跳び、日本のお家芸「体操競技」なんでもイメージできます。「万能」の意味です。慣れてきたら、「全力疾走、前・後ろ」「殺陣」「ブレーク・ダンス」などの、スピーディな動きもできます。なかなか、「気持ちがいい」ものです。動きを妨げる「抵抗」も、自分の筋肉で作るのですから、限界を越える、ことはありません。最も大切なのは、どの動きのどの瞬間でも、常に、微小筋肉のすべて、と骨のすべて、が参加することです。つまり、第一段階の完成が必須です。

注意して欲しいのは、一種類のトレーニングが終わるたびに、第一段階の、「筋・骨格ほぐし」をすることです。身体が「硬く」なるのは、不健康のもと、老人の悲哀です。総じて、「筋トレ」ですから、日常の食事も、それに対応するよう、タンパク質に心配りしましょう。

どんなに慣れても、せいぜい二〇～三〇分以内でしょうから、現実のトレーニングジムへの、往復の時間で、充分のトレーニングができます。ボクは、早朝の目覚めの布団の中で、気が向いたときだけ、に行います。ですから、枕元に「手造りストレッチ・ポール」を置いて寝ます。

特記すべきは、「命門からの気の円盤」が完成すると、ストレッチ・ポールなしで、日常の動作、ことに歩行に際して、第二段階ができることです。「全身で歩く」です。目がパッチリし、体が軽い歩行となります。「命門」と名づけた古人、恐るべし。

15. 命門が筋トレ

前項が、運動系でしたが、今度は、筋トレ系です。ボクは、メタボ解消のために、ダイエットをしていますが、あまり効果が見られません。加えて、老化による足腰の衰え、が顕著になってきました。握力の低下も、情けないです。と言って、もう、トレーニングジムでもありますまい。虚弱体質の改善のために、高校生時代に熱中していた、「筋トレ」を復活することにしました。あの頃は、ムキムキマンに憧れていましたが、老人は「見栄え」じゃなく、健康のためですから、道具も費用もかからず、日常生活に組み込める「筋トレ」を目指して、あれこれ工夫して、朝夕、布団の中で行う「筋トレ」を考案しました。前項「万能トレーニングジム」の「運動」と交えて行ってください。「見栄え」ではなく、健康のためですから、微小筋肉を含めて、すべての随意筋を鍛える、「筋トレ」が理想です。道具を使いませんから、筋肉自身を、力を込めて、「曲げ伸ばし」することになりますので、すべての微小筋肉にまで、「意識」が配られなければなりません。まず基本練習です。

命門から、波紋が広がるかのように、「力を込める意識」が拡がり、身体の隅々・末端・深部にまで、拡がって行く体感、を練習します。「万能トレーニングジム」のトレーニングに加えて、目も見開き、耳の穴も鼻の穴も究極まで広がって行く体感です。ただし、無理にならないように、のセンサー「舌トントン」を続けますから、それに必要な口周辺だけは、緩んでいます。全身の筋肉に力がこもったら、次は、拡がった全部の筋肉を、「命門」へ収納するイメージで、全身を縮めてゆきます。全部の筋肉が、緊張を維持したまま縮んで行く、体感です。「縮める」ときは、「手足の指」も曲げて行き、握る形になります。顔面も、「舌トントン」に必要な、舌関連の筋肉だけが「自由に」動き、他は縮みます。すべての筋肉が、「筋トレ」に参加しますから、「力んで」います。まだ力んでない、「微小筋・深部筋」を探しては、「力み」に参加させのが、「熟練」です。

「拡がる・縮める」の動きのスピードと、終点に到達して、そこに留まる時間とを調整するセンサーとして、「舌トントン」を使います。スピードが「速すぎず、遅すぎず」のときは、「舌トントン」がリズミカルです。「拡げる」と「縮める」が極限に来て留まると、一秒ほどで、「舌トントン」が止まりますので、次の動作に移ります。以上が基礎運動です。

「拡がる・縮める」の、一往復が済んだら、参加したすべての筋肉を、「ブラブラ」と小刻みに振るわせるのが「整理運動」で、これで、終了です。

インターネットで検索すると、「筋トレ」には、三種があり、①エキセントリック（伸張性筋収縮）、②コンセントリック（短縮性筋収縮）、③アイソメトリック（等尺性筋収縮）があるそうです。ボクのやり方は、①②③を、この順序に含んでいます。①からスタートするのが、事故や無理を防ぎます。すなわち、「広がる」を開始した時点で、「舌トントン」が動かないなら、その日は「中止」です。「不健康法を回避」です。

① **基本体操**　布団の上で仰向けに、X状に手足を伸ばし、基本動作の、「拡がる」から開始します。「ブラブラ」まで終了したら、次は、「うつ伏せ寝」で同じ基本体操を行います。

② **お椀の体操**　「命門」が昇降する、動きです。これは、「うつ伏せ寝」から始める方が、判りやすいでしょう。X状に寝て、命門が空中へ上って行くイメージで、全筋肉に力を込めます。イメージとしては、四肢一〇本の指先と額だけで、身体全体を支えて、「お椀」の形になる、筋トレです。「舌トントン」をセンサーにするのも、仕上げの「ブラブラ」も、これまでと同じです。次は、「お椀」のひっくり返しです、命門を芯にして立っている傘、を拡げるイメージです。

③ **捻じり**　命門を中心にして、「上半身・下半身」を反対方向うに捻じる動作です。「左半身・右半身」それぞれバラバラにも、反対方向の捻じり、ができます。仕上げの「ブラブラ」は同じです。「うつぶせ寝」「仰向け寝」で行います。

以上ですべてですが、予想外の余得がありました。命門を軸に、全身に意識を配分する、ことができるようになると、「全身クラゲ」の動き、ができることです。しかも、「クラゲ」の動きをしながら、好き勝手な筋肉を、緊張・弛緩できますから、布団を離れても、いつでもどこでも「退屈しのぎ」の筋トレができるのです。

さらに、もっと素晴らしい、余得があります。見たり聞いたり触れたり味わったりするとき、「命門から」感覚が「伸びてくる」、という体感で行うと、感覚が、「きめ細かく・鋭く」なるのです。お試しください。

最後に、表題「命門が筋トレ」という表現は、はじめ「命門で筋トレ」としていたのですが、「が」に替えると、命門が道具でなく、主体感を帯び、道具を操作している「我」、の意識が消滅する体感、が生ずるのです。恐らく、「感覚のきめ細かさ」と同じメカニズムでしょう。

16. 冷え性の養生

冷え性は、女性、高齢者、虚弱者に共通の悩みであり、さまざまな病の基盤（未病）です。「温める」が古来、共通の対策ですが、身体を変えなくては、「解決」にはなりません。ヒトは「温血動物」ですから、「冷え」の原因は、①熱の生産の不足、貧血、②血液による運搬の渋滞、の二点です。①生産の不足と貧血は、さまざまな体調の不良が原因ですから、医療の領域です。それと、「身体を温める食生活」がいろいろあります。なかでも特記すべきは、「金時しょうが」です。インターネットで検索してください。ボクは、「木村農園」の「微粉末」を愛用しています。熱生産能力は、筋肉の機能でもありますから、「筋トレ・運動」も対策です。②は運搬ですから、血液循環のための血管、の流通の不具合、がテーマです。「血栓」で詰まっていては、お手上げです。血栓予防の食生活・運動などは種々ありますが、すでにできてしまった血栓を溶解するには、「ミハラルベルス」しかありません。宮崎大学医学部の、美原恒名誉教授が発見された、ミミズの内臓からの酵素です。インターネットで検索すると、ミハラルベルスを主成分にした、健康食品が沢山見つかります。それぞれ、種々の健康補助食品を配合し、よりよい効果を挙げようと、工夫して、製品にしています。自分の体質に合うもの、に出会えると良いのですが、自分に合わない成分、が含まれていると逆効果ですから、ボクは、美原先生直系の、「ミハラルベルス」という単品、を皆に勧めています。カプセルの材質にまで、心を配った製品です。ボク自身は、二五年ほど前に、軽い脳梗塞にかかって以来、ずっと愛用し、患者さんだけでなく、身近な医師にも、お勧めしています。脳梗塞は、深夜に起こることが多いので、ボクは、寝る前に四カプセル、朝二カプセル、合計六カプセルを飲んでいますが、四肢の末梢血管の血栓症なら、三＋三をお勧めしています。血栓を溶かすので、当然、冷えにも、素晴らしい効果があります。

ただし、冷え性の多くは、末梢血管の攣縮、に起因するようで、自律神経障害の表現型であるようです。ボクは永年、足先の冷えに悩んでいて、対策としての、「体操」を考案しました。経絡を介した「気の流れ」、を賦活して、自律神経を整えるので、「経絡体操」と名づけました。朝夕、布団の中で行うのですから、虚弱な人でも気楽に行えます。

図7のように、布団にうつ伏せに寝ます。手足の指先をすこし離して、それぞれの「経絡からの気の放射」、を繋ぐ気分にします。さらに、「百会」からの「気の噴水」と、仙骨の下部から四方に放射される、気の噴水とを、繋ぐ気分にします。このイメージだけで、それなりの、「温め」効果が感じられますが、加えて、左右の肩甲骨、左右の寛骨、胸椎群、仙腸関節、も動きに参加

させて、「ワニ」の動きを真似ます。以上の身体イメージで、「前進・後退」の「つもり」の動作、をしばらく続けると、両足先が暖かになり、気持ちがいいです。動作の前後で、血圧を測定すると、明らかに、血圧が低下しているので、末梢血管の抵抗、が減っていることが判ります。そのせいで、立ち上がる時に、眩暈が起るかもしれません。用心してください。足先が冷えないなら、室内では裸足でいることが、心身の「感受性訓練」になることは、本書の23「原始人を真似る」でお話しします。

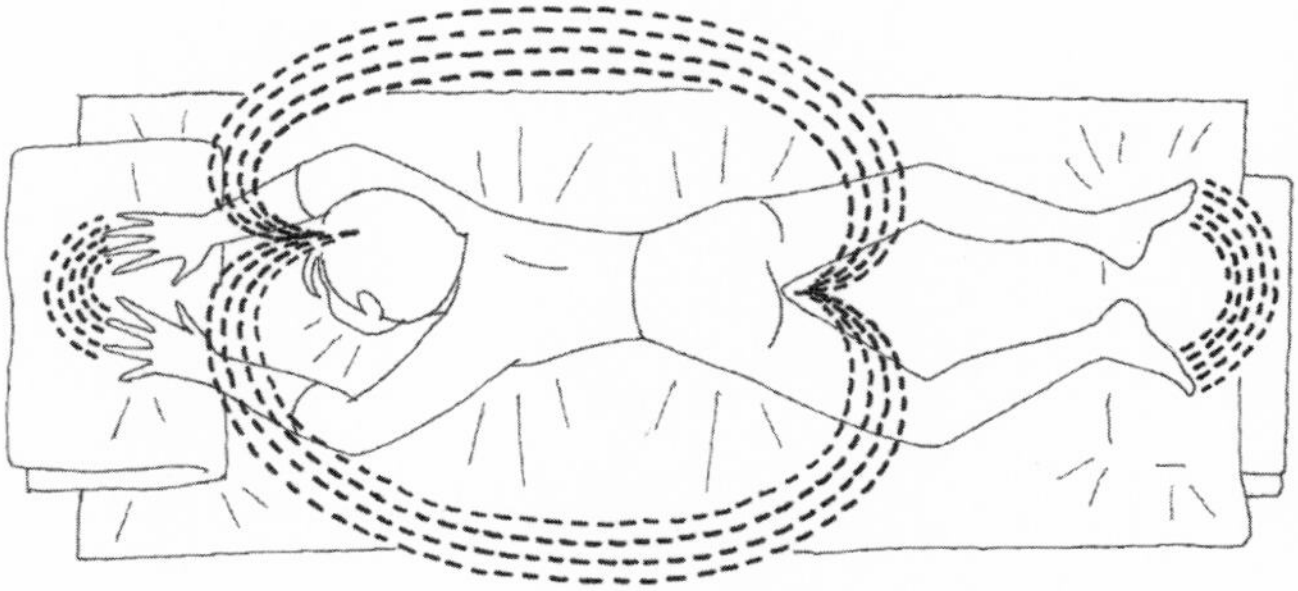

図７

17. 神田橋処方2号、ができました

フラッシュバックの対処法としての、漢方を使った「神田橋処方」は、随分普及してきました。当然の流れとして、「有効だ、さほど効かない」などの、臨床報告が見られます。最近、やはり漢方を使った、「神田橋処方2号」を考案しましたので、この機会に、1号、2号について、まとめて紹介しておくことにします。漢方方剤の名称は、ゴチャゴチャしており、ボクの場合は、概ねツムラのエキス剤を使っていますので、ツムラ・エキス剤の番号で書き進めます。方剤を構成する生薬の内訳で、主役と思うものを列記しますから、本格的に煎薬を使われる方は、参考にしてください。処方は二剤の組み合わせです。A剤、B剤、として書き進めます。なお、ボクが判定に際して依拠するのは、「指テスト（Oリングテスト、入江フィンガーテスト）」です。投与量もそれによって、定めます。「指テスト」ついては、『心身養生のコツ』をご覧ください。

神田橋処方1号

フラッシュバックを、てんかんの精神運動発作みたいだ、と思ったのがヒントでした。相見三郎先生が考案された「相見処方」は、柴胡桂枝湯プラス桂枝加芍薬湯の合剤で、多くのてんかんの、「完治」を報告されておられます。ボクは、小児のてんかんには、発作形がなんであれ、「相見処方」をファーストチョイスで試用します。長期にわたる成長過程での、有害性が少ないこと、を期待するからです。すでに、かなりの有効例を経験しています。お試しください。

「相見処方」をヒントに、試行錯誤して完成したのが、「神田橋処方1号」です。A剤、B剤の合剤です。

A剤の主幹は、「60・桂枝加芍薬湯」です。患者の体調との相性を、「指テスト」で判定して、「26」「99」に変えることがあります。三つの方剤に共通する生薬は、「桂皮」「芍薬」「大棗」「生姜」「甘草」です。

B剤の主幹は、「71・四物湯」です。「指テスト」の判定次第で、「48」に変えます。二つの方剤に共通するのは、「地黄」「芍薬」「当帰」「川芎」です。

フラッシュバックへの治療としては、「筆の気功」を発明してから、それが主役となりました。『精神援助のための基礎訓練』、をご覧ください。だけど、「神田橋処方1号」も、わき役として、健在です。２つの治療手段で、いまや、患者にとっても、「フラッシュバック恐るに足らず」です。

神田橋処方2号

今度は、「認知症への援助」です。正確には、残存する神経系への援助です。いわゆる「フレイル」に対する、「108・人参養栄湯」の効用は、ほぼ周知の昨今ですが、2号は、その延長・応用に過ぎません。

A剤の主幹は、もちろん、「108・人参養栄湯」です。「指テスト」の判定次第で、「65」か「137」に変えます。三つの方剤に共通するのは、「人参」「当帰」「茯苓」「黄耆」「甘草」「生姜」「遠志」です。最後の「遠志」は、三つの方剤だけに配合されており、製薬業界の一部で、認知症への効果が、注目されているようです。

B剤の主幹は、「117・茵蔯五苓散」です。便秘のある患者には、「大黄」の入った「135」に変えます。二つの方剤に共通するのは、「茵蔯蒿」です。この生薬の公式の効用は、黄疸に対する、だけのようですが、ボクは、認知症者の脳に相性が良い、と感じます。

これまで、数例に、認知症の病名分類は、顧慮することなく、無差別に投与して、明らかな改善（主に行動や対人反応面）、を確認しましたので、「神田橋処方2号」と名づけました。感じとしては、レビ小体型認知症とパーキンソン病が、良い反応を示すようです。

第三部　真似る

18. ミニ・ミニ「爆発だ」

すでに故人となられましたが、芹澤勝助先生は、鍼灸師で、永年にわたり、大学で多面的な研究と教育をなさり、紫綬褒章を受章されています。沢山の著書を残され、ボクの「ツボ・経絡」の知識は、ほとんど、先生の御著書に依っています。ボクの愛読書は、『ツボを押さえる健康法』（NHK出版　一九九三年）です。お勧めします。即座に役に立ちます。

ボクは「ツボ」を、「局在する邪気」として、感知できるようになり、いろいろな体の不調への治療点として、先生が指示される、関連する「ツボ」、の浮き出ている様子を、ハッキリ感知できます。指圧により、それが消えるのも、確認できるようになり、先生への傾倒が、「確かなものとなっています。最近では、万能センサーである、「舌トントン」を使って、指圧の、「圧の強弱」「方向」「圧する時間」、を加減できます。さらには、被治療者の、通常は「ツボ」から離れた場所にある、「患部」や心身の、「改善」の推移も、リアルタイムで「感知」できる、ようになっています。そこまでに至って、「ツボ」とは、「経絡」の流れの（おそらく瘀血に由来する）停滞と、それへの対処を模索している、周辺組織の充血、が基本の組織病理なのではないか、と空想します。そうであるなら、ツボ指圧は、「肩たたき」「按摩」などと同質の、しかし、より精密・局在の、「ゆるめ・ほぐし・破壊」と考えて良いのだろう、と連想しました。そして、鍼は、局所限定が精密なので、専門家向きであり、他方、灸は、充血への援助かもしれないから、素人でも、安全にやれるのだろう。などと連想しました。まあそれはどうでもいいので、「指圧は超局所の按摩」と考えて、もっと局所・限定の、「揺り動かし」が可能であろう、と連想し、突然、岡本太郎の「芸術は爆発だ！」を連想しました。世の中の停滞を、「ぶち壊す」のが芸術の機能だ、ということらしいのです。その連想をヒントに、遊びの気分で熱中して、作ったのが、表題の、ミニ・ミニ「爆発だ」の技法です。

この技法のためには、二つの基礎技術、が必要です。一つは、「舌トントン」であり、もう一つは、「気の膜」です。「気の膜」については、『神田橋條治が教える 心身養生のための経絡ツボ療法』（創元社　二〇二〇年）に丁寧に紹介していますが、取りあえずは、「イメージの円盤」です。これを探索のセンサーとするのです。

まず、ツボの性状について、お話しします。ボクの言う「ツボ」とは、通常の成書に言う、体表の「ツボ」ではありません。あれは、体内にある「真のツボ」の、「体表への投影」である、というのが、ボクの考えです。事情は、天気図と相似です。天気図では、台風は、平面図に描かれますが、実態は、ロート形で、中心が「目」です。「目」は無風です。体のツボにも、「邪気」がありません。「目」の周囲の暴風が、「邪気」です。「目」に対する、健康組織の反応です。そして、邪気を手掛かりに、「目」すなわち、「真のツボ」を把握する道具が、「イメージの円盤」です。具体的なやり方に進みましょう。

直径四〇センチほどの「イメージの円盤」を、脳天から、徐々に下ろして行きます。「舌トントン」を、絶えず続けています。ふと「舌トントン」が止まります。「暴風圏・邪気」、に触れたのです。スピードを緩めて、少しずつ円盤を下げると、一瞬、「舌トントン」が復活し、その下では再び止まります。少し上げると、「舌トントン」が蘇ります。円盤のどこかが、「真のツボ」を捉えたのです。円板を、「縦・横・斜」にすることで、「真のツボ」の在り処、を確認できます。

次に、いよいよ「治療」です。周辺組織を手始めに、身体全体を、「ツボすなわち目」へ、吸い込んで行くイメージにします。「舌トントン」を、途切れなく続けていますと、ある時点で止まります。「爆発」のスタンバイです。「ツボ」から発して、全身を「爆発」させます。「爆発だ！」と心の中で叫ぶ、のが自然です。一回だけです。

初めに戻って、「イメージの円盤」で、「真のツボ」の消滅、を確認します。この「爆発」で、何が治療されたかは、分かりませんが、目がパッチリして、「心身爽やか」感が生まれて、「幸せ」「健康」、と感じます。もう一回ぐらい、別な「ツボ」を探したくなります。まあ、二回ぐらいで止めて、別の、「暇なとき」にしましょう。「暇つぶし健康法」は、「芸術」に似た、「いのちの充実」をもたらします。それに、「爆発だ」は本質として、岡本太郎のような、常人離れの人、に馴染む手技です。それに替わるおだやかな手技として「五本指トントン」を考案しました。片手の五本の指先をまとめて、ツボの「あたり」をトントンと軽く叩くのです。動きやすい指先と動きにくい指先とがありますので、動きやすい指だけを残してトントンを続けます。指先から出ている「気の鍼」を選んでいるわけです。本書の6「経絡か脳か？　頭の施術」を参照してください。

19．わき役の養生

映画や演劇はもとより、社会活動のあらゆる面で、わき役の優劣が、活動総体の質を左右します。主役だけが優れていても、一応の機能が果たせるだけで、魅力ある成果には、到達できません。人体も同じです。代謝活動における、ミネラル・ビタミンなどは、その典型ですが、ボクらが、日常に見聞できるのは、運動における、「筋・骨格」関連のわき役です。微小筋肉や錐体外路系の、優れた働きがあってはじめて、優美な動きが完成します。ここでは、日常に手当て（修復と養生）できる「骨格」を取り上げてみます。

老人や病人が、起き上がって歩く姿は、優美さを欠き、ロボットの動き、に似ています。若い人でも、起床してしばらくは、ロボットの味があります。それらと比較して、現役のアスリートやダンサーは、「いのち溌剌」、の味があります。そうした優美・繊細に、役立っている骨、を探してみました。大きな動きを補助し、しかも、自身では固有の運動を担当しない、骨（と靭帯）、すなわち「わき役群」です。下肢の動きにおける、「膝蓋骨」と、上肢の動きにおける、「鎖骨」

がその典型です。

両者とも、自ら動きを発する能力は無く、主役である、複数の骨の、接合部（関節）に接し、そこでの、微妙な位置関係の偏りを、穴埋めする形で、補填しています。理想的な、「わき役」です。その特性は、「他主性」です。「水は方円の器に従い」と言いますが、固体の状態で、それを模しているのです。関節の滑らかさ、が失われると、「水が溜まる」を連想します。

それはともかく、「膝蓋骨」と「鎖骨」という、両わき役の、「他主性に由来する自在性」、のトレーニングを紹介します。トレーニングは、三段階で構成されます。各段階を、「膝蓋骨」「鎖骨」の順番に、行います。膝蓋骨の方が易しいからです。必ず、対側の手で骨を摑み、その手を同側の手で覆う、ようにします。「舌トントン」をしてみると、対側で摑む方が、「気持ちいい」ことが分かります。また、上から覆う同側の手が、摑んでいる手の力の半分、を引受ける気分にします。そうすることで、摑んでいる手は、「骨の形のイメージ把握」、と「幻の指を使って、骨の裏側を剝がす」作業、に集中できます。できれば、骨格図を手に入れて、イメージ作りの補助、にしましょう。

第一段階　関節部を緩めて、関節の全体像の、イメージを摑む　関節周辺を緩めて、対側の掌と指とを使い、「膝蓋骨」「鎖骨」を摑みます。いろいろと指の当て方を工夫して、全体のイメージを把握します。「鎖骨」では、「胸鎖関節」から「肩鎖関節」まで、を裏側まで、「気の指のイメージ」を使って、全体の形を、脳裏に把握してください。同側の指の力、を借りて、わずかに動かしてみると、イメージ把握がしやすくなります。「肩鎖関節」の把握、は難しいですが、肩の力が緩む動き、をしながら工夫してください。第一段階は、「形状把握」だけなのに、終わってみると、上下肢の動き、が繊細になり、目がパッチリとなり、視界が明るくなります。「気功の効果」です。

第二段階　対側の手で、骨を摑み、同側の手の力を借りて、関節を緩める　対側の手と指は、骨に直接触れていて、イメージの指を、骨の裏側や関節の隙間に、侵入させる役割を担当し、同側の手と指が、動きの主導権を持つ、ように心がけます。ただし、「肩鎖関節」では、対側の手、だけでするしかありません。

第三段階　イメージだけで動かす　手で触れることなく、幻の手と指だけで、「膝蓋骨」「鎖骨」を、自在に動かします。この時、下肢全体や上半身全体を、実際に動かすことで、イメージ作業を助けます。じつはこれは、理想的動作の完成形、を模しているのです。

付録　骨格には、「準わき役」もあります。「腓骨」「橈骨」「頰骨」「蝶形骨」「距骨」です。第三段階がマスターできると、習得した技術を、「準わき役」にも、適用することができます。動作が洗練されます。例えば、筋肉の錬磨・工夫だけでも、「皮肉な微笑み」、は可能ですが、骨を動かせると、「温かな思いやりを込めた皮肉な微笑み」にまで、洗練することができます。自分自身の内側への、波及も起こります。

さらに上達すると、全身の骨が参加する、柔らかな動き、にまで洗練されるはずです。『「心身養生のコツ」補講50』第20講「すべての骨を支配する」の、ランク・アップです。

ところで、「治療」とは、「自然治癒力」が主導するのであり、「治療法・治療者」が「わき役」でいるのが理想だ、との連想が湧き、自分の、「膝蓋骨」と「鎖骨」に、親しみのような気分、が纏わりつくようになりました。擬人化ですね。

20. バラバラからしなやかへ

『心身養生のコツ』の、241ページ『対人緊張』の項で、脊柱の中央に、「中心軸をつくる」方法、を紹介しました。「中心軸」とは、全身の骨格の、微妙な相互配置、によって作られる、身体内感覚すなわちイメージです。

「中心軸」が明確になると、「柔らかな骨格」の動き、が完成します。つまり、「骨バラバラ」を精錬する、結果となります。老いやその他の原因で、「省エネ」的な、部分動作。に陥っていた心身にとって、健康法としては、これで完成とも言えましょう。だけど、何となく物足りません。少しでいいから、若さと力強さ、すなわち、「しなやかさ」が欲しくなります。

そのためには、中心軸の改良、が必要です。四肢にも、中心軸を作ります。手の二本の中指、の中心から発し、二本の骨の間を通り、上腕骨の中心を上向して、「大椎」のところで体幹の中心軸に合流する流れと、下足の二本の中指の中心から発し、下肢の二本の骨の間を通り、大腿骨の中心から、第二仙骨、すなわち「臍下丹田」の位置で、体幹の中心軸に合流する、流れのイメージを作ります。準備完了です。

次に、大原則があります。「すべての骨は、最も近い中心軸の、やや脳よりの場所と、細い自前の気の支流、で繋がっている」が原則です。次に、それについて解説します。

これを発想したのは、本書19「わき役の養生」からです。わき役の二大スター、「膝蓋骨・鎖骨」を、気だけで動かせるようになって、「どこに意識を集中して動かせばいいのか」、が疑問となりました。そこから、新しい発想が生まれたのです。ですから、この講は、「気だけで動かせる」水準、に達した人向けです。ただし、この講を参考に練習すると、「気で動かす」修練がしやすくなるという、逆の効果もあります。

発想の原点である、「膝蓋骨」から、練習をスタートします。膝蓋骨を気で動かすのに、どこに気を集中したらいいか、を模索していると、膝蓋骨の内側・裏側・中心線寄りの部分、に注意を集中し、そこから、細い気の支線が、大腿骨の中心線に繋がっているイメージ、が最もしっくりします。次に、「鎖骨」で練習します。鎖骨の、「胸鎖関節」の部分の、先端・裏側の一点が、脊柱の中央を走る「中心線」と、気の支線で繋がっている、イメージにすると、「鎖骨」の全体を、自在に操れる、体感となります。次に、「肩甲骨」の、「烏口突起（解剖図譜で探してくださ い）」から、気の支線が、脊柱の「中心線」に繋がっている、イメージを作ってください。続けて、「寛骨」の、「上後腸骨棘（解剖図譜で探してください）」から、気の支線が、脊柱の「中心線」に繋がっている、イメージを作ってください。以上で、一応の完成です。完成した中心線の体感で動いてみると、骨盤と肩甲骨を、「羽ばたく」動き、で動けるようになっています。まるで蝶々です。「嬉しいビックリ」です。

さらにマニアックになり、頭蓋骨をも含めた、全身のすべての骨を、「中心線」に近い部分から、細い支線で繋げるようにすると、生まれ変わったような、若々しい体感（錯覚）が得られます。

究極の段階では、中心線が貫いている、脊柱の個々の骨も、その上部の「蝶形骨」も、他の骨群に同調して、「中心線」に繋がって、蝶の動きをする、とイメージしてみましょう。ありえない動きですが、おそらく、周辺の微小筋肉の動き、を誘導しているのでしょう。蝶形骨では、それに乗っかっている「脳」に、「気持ちいい」動きをもたらすようです。「目パッチリ」になります。

以上によってもたらされる体感は、「充実したしなやかさ」です。錯覚とは言え、見た目の若やぎも、確かです。

21. 立って水練

①スポーツ選手の中で、際立って美しい体軀をしているのは、水泳選手です。すべての筋肉と骨とを満遍なく、しかも協調して使い、深い呼吸をしているからでしょう。ボクは、『心身養生のコツ』に、水泳を推奨し、真似事としての、「布団の上での水練」でも、健康法として、優れた効果があることを述べました。老体となり、とても水泳は無理なので、朝夕の布団の中での、健康習慣にしています。だけど、やっぱり物足りません。負荷が無さすぎるからです。そこで、「立っての水練」、を発想しました。なかなか満足できる運動だ、と感じるので、ご紹介してみます。

②肩幅の一倍半ぐらいに、脚を開いて立ちます。めまい・立ち眩み、による転倒に備えて、安全な場所で行ってください。両膝を少し曲げます。背筋を伸ばし、まず、背泳ぎです。水泳選手になったイメージで、背泳ぎをします。すべての骨が同調して、上半身・首・顔、も回転する、ことを目指します。ここまでが入門編です。これが身についたら、いよいよ、本番の健康法です。

動きを極端化するのです。全身の捻じりを、どんどん極端にしてゆきます。水泳のイメージ、は放棄です。首・顔、は真後ろを通り越して、反対側まで回ります。めまい・転倒の危険があります。

③大切なのは、すべての骨が、「捻じり」に参加していることです。最終的には、手・足を構成している小さな指の骨、までも回転する体感、を目指します。「骨バラバラ」です。左右の捻じり、を数回行ってのち、チョット歩いてみると、全身が緩んで・しなやかになっている、ことが分かります。次は、クロールの泳ぎをします。自然な泳ぎ、を入門編にして、それを極端化して、放棄する、という手順は同じです。顔は天井を見るまで回転します。

④「捻じり」に参加していない骨、を探しながら、動いてください。身体感覚の鋭敏化という、おまけの効果があります。

⑤すべての骨の回転、が完成したら、伸ばす側は、精一杯伸ばし、反対側は、充分に縮める、を心がけると、「自分のモノであるからだ」、の実感が増します。

⑥やりすぎにならない、ことが大切です。「運動は身体に悪い」、になるのを防がねばなりません。いつもの「舌トントン」は、信頼できません。おそらく、首を捻じる動作のせいでしょう。代わりに、『心身養生のコツ』の、「入江フィンガーテスト」を、覚えて使ってください。できない人は、「無理しない・無理しない」と、呪文のように唱えながらするると、やる気が失せるので、

タイミング良く止める、ことができましょう。

⑦　おわりに、すべての骨を、回転させながら、「深呼吸」をして、水をコップ一杯飲むのが、「気持ちいい」です。水泳選手になった錯覚です。

22．「正座で坐禅」への追加

学生時代、九州大学仏教青年会の、寮生でしたので、坐禅会に、参加することがありました。当時、ボクらの指導をして下さった、梅田信隆師（のちの曹洞宗大本山総持寺貫主）、の坐姿に魅了されました。リラックスしていて、しかもスキのない、お姿でした。その後、テレビで、僧堂での坐禅修行の、映像を眺めると、「凛とした姿勢」が、こちらの背筋を正す、雰囲気が伝わってきます。素人衆の坐禅の雰囲気は、「頑張っていますね、偉いよ！」と声をかけたくなる気分で、落ち着きません。どちらも、本物までの道のり、を思わせます。

だけど、宗教を離れても、「坐禅」は、心身健康法として、貴重な「方法」である、と思い続けていますので、『「心身養生のコツ」補講51～104』第83講に、「正座で坐禅」、を書きました。指導者の要らない（舌トントンが指導者の役割）、健康法です。思い出しては行って、「気持ちがいい」、を味わっていますが、気になるのは、「胡坐」でないことと、「上肢を垂らしている」ことです。思うに、上肢と下肢とを組む、坐禅の姿勢には、「気を重ねる」という、大切な効果があるのでしょう。

最近の猛暑のせいで、ボクは、熱中症気味です。早朝に目覚め、でも、起き上がる気力がありません。そこで、『心身養生のコツ』の、「全経絡の気功」を思い出し、下肢だけを、坐禅に似せて、**図8**のようにしてみました。さらに、肩甲骨剝がしと、仙腸関節を緩める効果、とを加えるべく、これも『心身養生のコツ』の、「ストレッチ・ポール」を加えました。

この状態で寝転ぶと、とても、「気持ちがいい」ですし、何だか、「寝転んで坐禅」みたいな、罰当たりな連想、が湧きます。何より、「ストレッチ・ポール」の効果で、肩甲骨剝がしと仙腸関節緩め、の効果が、倍増します。すべての姿勢を、「舌トントン」で評価して、「無理やり、不健康法」、にならないように、留意してください。以上で、正式な坐禅からの、健康法としての取入れは、完成ですが、慣れた人は、次の方法に挑戦してください。

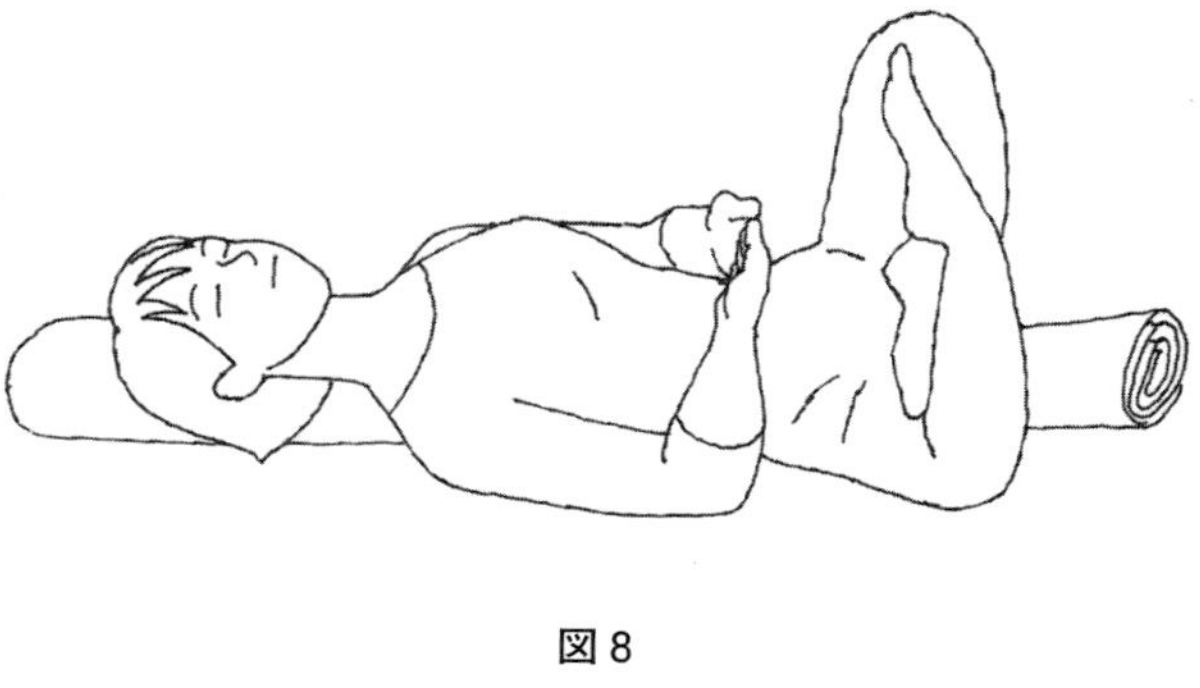

図8

「ストレッチ・ポール」の上での、「坐禅ごっこ」に、「軀幹のモジモジ」を加えるのです。具体的には、肩甲骨を含めた上肢と、仙腸関節から先の下肢とを、固定して（したつもり）、軀幹と頭蓋を、モジモジ・ぐにゃぐにゃ動かすのです。気分としては、「骨バラバラ」です。正式の坐禅では、一定時間ごとに立ち上がって、ゆっくりと歩行する、「経行《きんひん》」、という手順が組み込まれています。「坐の姿勢」で固まってしまっている、諸関節のほぐし、まさしく「骨バラバラ」です。「軀幹と頭蓋のモジモジ」は、同じ効果です。

「舌トントン」で、すべての動作をチェックしながら、終了したあとは、「ストレッチ・ポール」を除けて、「全経絡の気功」に戻り、全身の「緩んだ快感」を、「舌トントン」しながら味わいます。目がパッチリとなり、起き上がる気力が湧きます。

　近い将来、「寝たきり」になった時も、この「寝転んで坐禅」なら、できるかもしれない。いや、「寝たきり」を、遅らせることができるかもしれないと、「藁に縋る思い」が連想されたりです。

23. 原始人を真似る

永年、ボクの健康管理をお願いしている、松岡鍼灸院の松岡裕子師に、施術を受けながら、雑談をしていました。患者さんの中には、いままで経験したことのない、病態の方がおられ、その中に、オフィスでのパソコン業務、が原因と思われる、頑固な「肩こり・激痛」のせいで、ペインクリニックでも、「処置無し・お手上げ」と言われ、鍼灸でも手に負えない方が、複数おられる、という話題になりました。ボクは、即座に連想しました。同じ姿勢を、長時間維持している結果でしょうから、「命門」に、「横8の字」の動きを初発し、それを上向させて、「百会」の上空に、同じ「横8の字」を同調させる。次いで、その「横8の字」の動きを、上半身全体に波及させると、全身をほぐしながら、パソコン業務を続けられる、のではないか、と提案しました。松岡師も賛同され、患者さんに試してもらってみよう、と言われました。

ボクの連想は、続きました。①上半身はほぐれても、下半身は固定されている。これでは、腰痛などの原因、になるのではないか。②からだを動かしているのでは、パソコン画面に、「視点」

を固定できないので。業務に支障が出るのではないか。

そこで突然、連想が展開しました。原始人が、「獲物」を見つけて、追跡し、忍び寄る際には、「視点」だけを、「獲物」に固着させ、手に持った「槍」だけを、「獲物」に対応する動きにして、他の身体部分は、「柔らかに・しなやかに」統一された、「全身運動」、をするはずです。この動きを真似た、イメージで、パソコン画面と、キーボード上の指だけ、に注意を向け、残りの身体部分は、「柔らかに・しなやかに」「同調する」、無数の「横8文字」回しをするのです。

帰宅して、パソコンを前にして、この身体イメージを試して見ると、なかなか「気持ちいい」です。そこから連想が広がりました。

遺跡や古墳の発掘、が示唆するのは、ヒトの「心身」は、数万年前には、すでに現在の状態に完成しており、さしたる進化はないはずです。言い換えると、我々の「心身」にとって、「自然な在りよう」とは、原始人のありよう、を真似たものであるはずです。「ヌーディスト運動」はその典型であり、露天風呂の「快適」や、「海水浴」や、子どもの「泥んこ遊び」は、傍証でしょう。

日常の健康法として、「原始人を真似る」を連想し、実行してみましょう。「気持ちがいい」、が判定基準です。すでにどこかで書きましたが、自宅では、「裸足」でいるのが、素晴らしく「気持ちがいい」です。足の裏で、絨毯や畳や床の、感触の差を味わう、「豊かさ」があります。

「靴」は、足を構成する「骨群」の動き、を拘束しますから、「下駄」「草履」の感触を楽しみましょう。食品を、「素材のまま」味わってみましょう。「時計」を見ない生活、例えば、「キャンプ」などの、解放感を味わいましょう。「朝焼け・夕焼け・星空」を眺める時、先祖である原始人、を空想しましょう。「泣いたり・笑ったり・怒ったり」するとき、原始人になった気分、になってみましょう。「肌を触れ合う」人間関係、を探しましょう。検査成績と対話、だけで処方を出す「医療」、をやめてみましょう。「医者にとって、健康な医療」の復活です。

第四部　ほぐす

24. 整体「掬う動き」

『心身養生のコツ』に、古いバスタオルで作る「ストレッチ・ポール」を紹介し、毎晩、布団の上で、自己流整体を習慣にしてきました。最近、「究極の整体」と呼べるような方法、を開発しましたので、紹介します。以下に述べる段階、を踏んで練習してみてください。

①「顔を洗う動作」：皆さんが、洗面器に水を張って、顔を洗うために、水を掬うときの、掌の動き、を再現してみてください。指側をやや上に挙げて、「空手チョップ」の形で水に入れ、水中で回転させ、凹状の掌で、水を掬います。この一連の動きを繰り返して、身体に覚えさせます。次に、全く同じ動きを、足で行うのです。布団に仰向けに寝て、手足を同調させて動かします。足が手とそっくりの動き、をできるようになると、それだけで、リラックスします。

②「幻のボール」：次は、水の代わりに、水晶のボールを掬い上げる、イメージに変えてみましょう。そうすると、指先に力が入るだけでなく、親指が、他の指とは逆回転して、掌の窪みが、しっかりとボールを保持する、動きになります。足でも、おなじイメージ、の動きをしましょう。

次に、掌の中の水晶のボールを、前方に押しやる動きをします。当然、すべての指が、逆回転になり、掌の窪みが消え、親指の付け根のあたりで、押すことになります。大相撲の、「突っ張り」と同じです。以上で、動きの完成です。

③手と足の動き、と同調させて、体幹部のあちこちの骨に、同じ動き、をさせます。側頭骨・肩甲骨・寛骨・鎖骨・肋骨です。もちろん、それらの骨の構造は、手足と随分異なりますので、同じ動きはできませんから、「似たような動き」「のつもり」「気分」、だけで良いのです。親指に相当する骨、が無くても、ほぼそのあたりにある、と空想して、筋肉の動きだけ、似せてください。そして、「水晶のボール」の役をするのは、脳・脊椎・仙骨です。「ストレッチ・ポール」で、脊柱を浮かせるようにしていることで、「水晶のボール」と、同じ役割になります。ですから、熟練したら「幻のストレッチ・ポール」で、脊柱・仙骨を浮かした状態で、歩きながらでも、「全身の掬う動き・押す動き」ができます。

④以上の、諸々の骨の動きは、すべて、同調した動きですから、近接する骨群にも、関連する動き（回転）、が伴うのが当然です。「掬う動き」では、上肢では、前腕の手背側が開き、押す動きでは、掌側が開きます。その時、上腕骨は内旋です。下肢は、「掬う動き」では、下腿の足底側が開き、大腿骨は外旋し、「寛骨」の外旋、に対応します。押すときは、上腕骨と同じ、内旋です。特記すべきは、蝶形骨です。蝶形骨を参加させるのは、マニアックな段階ですが、側頭

骨の開閉を、脳に波及させる役割だ、とみなして、意識を向けているだけで、脳が爽やかになります。

⑤ 以上の練習は、熟練の途中でも、それなりの効果、「気持ちがいい」、がありますから、ボチボチ進歩するのが、楽しみになります。練習は、はじめ、寝床で、「ストレッチ・ポール」を使って行い、次に、「幻のストレッチ・ポール」に進み、遂には、日常の歩行、の中に取り入れる、と進めてください。ただし、交通事故の危険、があるほどの意識の内向、を必要としますので、時と所を選んでください。恐らく、寿命を延ばすほどの、効果が期待できます。

25．O脚の謎からの発展

『「心身養生のコツ」補講50』の38講に、「O脚の謎」を書きました。そこでは、「O脚修正」から「脳を冷やす」への、発展の意義を語っています。他方18講に、「踵骨を立てて動く」を書いています。それは、24講「青竹踏み健康法」の自立版で、自分の筋肉で、意識的に踵骨を立てるのです。言い換えると、掌を窪めるのと同じ動きで、足底を窪める動作です。もともと、手足は「四肢」なのですから、似たような動作ができるような、構造が備わっているのです。その気づきから、素晴らしい展開が生まれました。

「脳を冷やす」で、O脚が修正されて、脛骨で立っている状態、がスタートです。踵骨周辺の筋肉を使って、踵骨を立てています。第18講を、充分に練習してください。それが習得されると、立っている姿勢では、背面の骨格が、脛骨・大腿骨・脊柱の骨群・肩甲骨・後頭骨が順々に、わずかながら、踵骨と同じ、背面が下がり前方が挙上した、「背部筋が伸びた」体感になります。その結果、身体の前面は緩み、「柔らかに上昇した」体感になります。以上の体感を自覚できることが、次の段階へ進む、前提条件です。

次に、足指の第五・四・三指を、順番に外回転します。踵骨を立てる回転、が縦回転で、こちらは横回転ですが、総合すると、つまり、足底を窪める動きです。この時、第一・二指は逆の、内回転して、足底を窪める動きにします。そうすることで、O脚を防ぎます。体重は、内側に懸ったままです。それが習得されると、立っている姿勢で、左右側面の骨格、すなわち、両腓骨・大腿骨・寛骨・肋骨群・肩甲骨・頬骨・側頭骨・頭頂骨の外側が、わずかに下がった体感となります。マリオネットの人形、になった体感です。ちなみに、足先は、手と同じように、前方が開き、足指を、手の指のように、自在に動かせるようになります。床に落ちているものを拾ったり、できて便利です。それは、動きに関与する脳、のトレーニングにもなります。

以上が達成された状態は、次のような、外観を生みます。「足は細く・下肢は閉じて・腰は柳腰・腹と胸郭は、細身に締まり・撫で肩・小口・小顔・目パッチリ・柔らかな表情」です。なんと、美人の条件じゃありませんか。そこで連想しました。古い中国の、悪しき伝統、「纏足」の発祥は、これだったのかもしれません。インターネットで検索しても、見当たりませんから、新説（珍説？）です。ただし、自らの筋力でなく、布で縛って行うのは、「抜け殻」です。武術・舞踊・スポーツの達人に、上に挙げた特徴の多く、を備えている方、をしばしば見かけます。その人々はみな、「手のように自在な、下肢と足」、を備えておられます。

それよりも学ぶべきは、「Ｏ脚」という、醜く有害な姿勢も、「大切な脳を冷やそう」とする、生体の、「自然治癒の努力」が生み出した、ものです。そこから連想しますと、ドミノ倒し的な、見かけと害とを生み出している、「症状」の多くに、「とりあえず何とかしよう」という、「いのち」の切ない工夫、があるのではないか、との知恵が生まれます。「病」の「見かけ」「表出」を、「いのちの懸命な努力」、の姿だと感じ・考える習慣を持ちたいと自戒します。

26. いつでも・どこでも、自由連想法

精神分析に魅かれたことから、精神科医になりましたから、ボクの半生は、精神分析一筋でした。そして、さまざまな経緯から、精神分析の根幹は、「自由連想法」である、との確信に至りました。治療者の関わりのすべては、「自由連想」を「さらなる自由」たらしめる、「援助」である、と結論しました。その後の発展として、「不自由」はトラウマがもたらす、フラッシュバックへの、「予防・抵抗」であり、「援助」の本質は、「自由・解放・抑圧除去」、がもたらすフラッシュバック、への「抱え・対処」である、との考えに至りました。

通常の、フラッシュバック「症状」、への対処として、「指いい子」「筆の気功」を発明しましたが、「巻き簾」を発明して、フラッシュバックの処理に留まらず、むしろ意図的に、「外傷体験」を想起して、そのフラッシュバックを処理することで、「思考の自由・解放」が得られる、と気づきました。さらに、「巻き簾」の動きは、「経絡相対」すなわち、左右の経絡のツボ同士を対峙させること、の治療効果も意図しています。「経絡相対」を意図するなら、「バンザイ」の

姿勢でなくても、普通の立ち姿でも良い、と考えました。立ち姿なら、「小周天を回す」も、組み込めます。

その後の、身体動作の模索の中で、「すべての動きを命門から」、の原理原則が確立しました。そこで、以上のすべての動きの司令塔を、「命門」に置き、「命門から発し・吸収する」とイメージする、を発想しました。この手技により、ボクが、「精神分析療法」の核であると考える、「自由連想法」を、日常生活に組み込めるのです。具体的なやり方を、示します。
①直立します。**図9**のように、頭から足先まで、柔らかな棒のよう

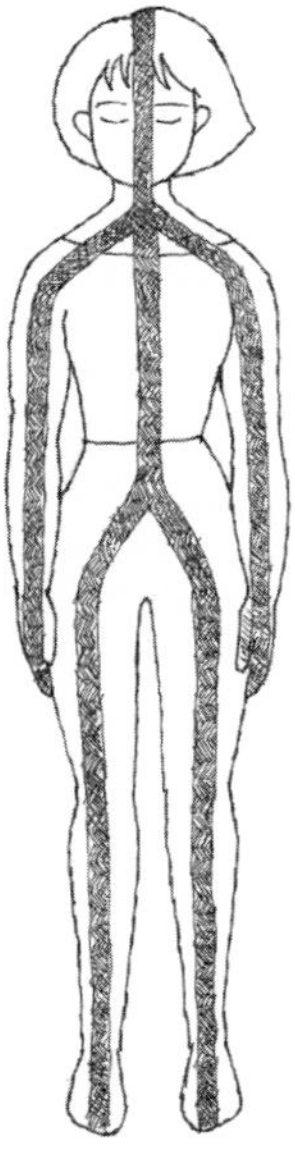

図9

なもの、が貫いています。一部は肩から別れて、両上肢の指先まで、到達します。ですから、首は過密状態になります。柔らかな棒は、「経絡」ではありませんが、要は、「左右のツボ」の相対ですから、経絡は感知できなくてもいいし、個々のツボも、感知できなくてかまいません。

②動きの開始です。息を吐きながら、すべての棒を、身体の内側へ回転して、身体が細くなるようにします。それに合わせて、「小周天」は、背側を下降し、「百会から尾骨の先端」まで、意識を送ります。掌は閉じます。動きに際し、「舌トントン」で、「気持ちのいい」スピード、を維持します。

③息を吸いながら、すべての棒を、身体が横に広がるように、回転させます。当然、掌は前方へ開きます。「小周天」は、身体の腹側を上向し、百会に至ります。

④息を吐きながら、拡がる回転を、そのまま継続して、背中へ回転して、②と逆の、「前開き」の動きにします。なかなか、身体は細くなりませんが、気分だけは、細くなるようにします。「小周天」も、②と同じように、背側の下降です。これで、背側の沢山のツボが、「相対」するわけです。

⑤息を吸いながら、③の動作をして、①のスタートに戻ります。

以上で、基本動作が習得できましたから、仕上げは、このすべての動きを、「命門」が統括する、具体的には、「すべての動きのミニ版」、が命門で行われて、それが、全身を動かす、体感です。

ここまでを、半意識的に行えるようになると、「いつでも・どこでも、自由連想」ができます。ただし、注意がすべて内側に向きますから、安全な場所で行ってください。

「自由連想」とは、「意図を持たない連想」ですから、「ボンヤリ・集中」です。メカニズムとしては、「無意識プール」から、記憶や連想が浮かび出て、そのフラッシュバック作用は、「経絡相対」で処理されて、意識界に組み込まれ、意識界が豊潤になる、効果です。当然、外界への対処能力も豊かとなります。精神分析療法の効果です。ボク個人としては、明らかに進行している認知症、への対処効果を期待していますが、さあどうでしょうか。

27.「うつぶせ寝」からの展開

もう一〇年以上、「うつぶせ寝」を習慣にしています。きっかけは、腰椎症を含む脊柱の歪み、への養生法でしたが、その後、永年の「睡眠時無呼吸症」に、有効であることが確かめられ、必須の習慣となっています。「いびき」の凄い方は、「睡眠時無呼吸症候群」の疑い、がありますので、ぜひお試しください。「舌トントン」や、「入江フィンガーテスト」で、適否を判定できます。『心身養生のコツ』『「心身養生のコツ」補講50』に、詳しく記載しています。

『「心身養生のコツ」補講50』に、「経絡相対」を紹介し、その発展形として、『「心身養生のコツ」補講51〜104』に、「巻き簾の気功」を紹介しました。「指いい子からの展開」では、「巻き簾の気功」をしながら、「自由連想」をする、「一人でカウンセリング」を提案しました。これらも、うつ伏せ寝でする方が、効果はシャープのようです。しばらくの間、幼児期から馴染みの、「自由連想」を楽しんでいましたが、事件が起こりました。

「巻き簾の気功」では、細い竹が、身体の内部で、回転しているのですが、ふと思いついて、竹を果てしなく延長し、数も無限に増やし、「回転する竹群、の中に自分がうつ伏せになっており、自分の身体は、竹群の中に溶けている」、とイメージしてみたのです。もちろん、竹群は、ボクの身体の中心軸から、左右に転がりながら、広がったり集まったりするのです。「小周天・大周天」の竹版です。そこからが事件です。「自由連想」が、スッパリ消えたのです。竹群の動きの中に、「ただ居るだけ」なのです。竹と溶け合った、すべての骨が、左右に回転して、「広がったり閉じたり」します。すべての筋肉が、弛緩しています。究極のリラクゼーションです。

異次元の感覚、に不安になり、イメージを消去しますと、猛烈に、連想が走り出しました。頭がクラクラするので、起き上がり、朝の「焼酎風呂」で、一息つきました。湯船の湯は、常と段違いの、猛烈な「邪気」、を帯びていました。その一連の事件からの「発想」、をお話しするのが、本稿の核です。

気功法では、「小周天」は安全だが、「大周天」は危険で、優れた指導者の導きの下で行わないと、精神異常を起こし、遂には、「廃人」になる。と言われます。瞑想やマインドフルネスでは、「禅病」という異常、が警告されています。白隠禅師は、「禅病」に陥りました。ボクが、マニアックに精神分析治療をしていたころ、患者さんは、ドンドン悪くなり、幻聴が出た人もありました。「医原症」と呼ばれる状態は、熱意だけで技術の貧しい治療者、による被害者です。「崩された」のです。「革命」です。

不動の価値体系や思想体系、を押し付ける団体の中では、「禅病」も「革命」も起こりません。軍服を着たような精神、に「洗脳され」「固め」られる、からです。緊急事態に必須の、援助法ではあります。

「いのち」は、成長を志向します。「成長とは、小さな崩壊と獲得、による修正」です。「安全とスリル」の「案配」です。「受容のゆりかご」、に包まれているとき、「成長」は、程よい蛇行で進行します。進み過ぎたときには、「休息」が望ましいのです。「いのちの」、自然な「成長」だって、「ご苦労さん」ですが、「医原症」の多くは、「異質な」成長、の押しつけです。控えめな、「見守る」の姿勢、が必要です。困ったことに、当人の「意欲」も、「医原症」と同じ作用をします。大周天も禅病も、「せっかちな成長」です。生体の混乱と疲労、が生じます。これを始末するのが、白隠禅師の「軟酥の法」であり、「焼酎風呂」であり、「榊でのお祓い」「聖水散布」であり、赤ん坊をさする母の掌、の発展形です。疲労の邪気は、皮膚から噴き出しているのです。

そこまで連想すると、「大周天」で連想が湧かないのは、ちょうど程よい、成長のプロセスが進行している最中であり、最も豊かな、無意識状態ということになります。そこで突然、「うつぶせ寝」は「五体投地」と同じ形だ、と連想しました。己が消え、「帰依」の状態で、「祝福」に包まれているのです。

27.「うつぶせ寝」からの展開

ここで現実に戻り、「温泉プールでの泳ぎ」は、すべての条件を備えており、「数字」などを介入させず、「大周天」の気分でいると、最高の心身健康法になると思い、焼酎風呂の中で、水泳の真似をしてみると、とても「気持ちがいい」のです。簡便・安心な、「マインドフルネス」です。

いま気がつきましたが、これとほぼ同じ内容を、すでに、『心身養生のコツ』に書いているんです。二〇一九年から、ほとんど進歩していないんですね。ガッカリのような安心のような気分です。

28. サウナ・滝行・焼酎風呂

北欧発祥のサウナが、世界中で流行している、とのテレビ番組を見ていました。本場のものは、凄い高温サウナで汗を出し、凍っている湖に穴を開けて、そこで身体を冷やし、再びサウナに戻るという、猛烈なもので、そのストレスに身体が耐えられるのだろうか、心配になりましたが、番組映像の中の人々は、心配している様子はなく、老若男女はみなさん、とても爽やかな雰囲気を発しておられます。「毒気が抜けた、若返った」、雰囲気になっておられます。ボクは、我が国古来の「滝行」、を連想しました。最近は、若者の間で、一寸したブームになっている、と聞きます。インターネットで検索すると、こちらは、ときとして、死亡事故もあるらしく、注意事項などが記されています。滝は、凍った湖ほど冷たくはないでしょうから、頭に滝をあてる、のがストレスになるのでしょうか。

滝行の映像を見ていて、気が付いたのは、はじめ、気合を込めて滝に入った時は、寒さに身を縮めていますが、しばらくすると、滝と一体化した雰囲気になり、ほどなく、全身から「気」

を発している（ボクは「気」の雰囲気が察知できるので）状態になり、滝と身体が馴染んでいる、雰囲気になり、行が終わった後も、全身からの気の噴出、は続いています。それと「爽やかな雰囲気・表情」とが、いかにも、「清々しい」味を見せています。その、「良かった！　サッパリ！」という味わいは、サウナの後、にそっくりです。思い返すと、高温サウナの中での映像では、しばらくすると、全身から、「気の噴出」が始まり、氷の湖から上がった後も、それが持続して（むしろ激しくなって）います。ボク自身の、もっと軟弱な、サウナ体験を想い起しても、軟弱なりの、「気の噴出」の記憶があります。これらの、「噴出する気」は、実は「邪気」であり、「邪気の噴出」が、「尾を引く」のが、健康法なのかもしれません。

「邪気の噴出」から、ボクは、「泉の気功」を連想しました。「線維筋痛症」の人のために考案し、『心身養生のための経絡・ツボ療法』（創元社）に書いているものです。それと、「遷延うつ病のための気功治療」とが結びつき、さらには、「焼酎風呂」も結びついて、軟弱の極みの方法、を考案しました。焼酎風呂については、『心身養生のコツ』をご覧ください。「手足合掌」についても、ご覧ください。

①焼酎風呂の中に仰向けに入り、「気」の「吸う・吐く」を、「遷延うつ病のための気功治療」、のやり方で行います。姿勢は、「手足合掌」の形にします。「滝行」を真似て、念仏を唱えます。「南無大師遍照金剛」、が正式でしょうが、「気」を巡らすには、「なーむーあーみ、だーぶうー

つ」を、背骨の周辺を空洞にして、響かせるのが良いようです。要は、全身から邪気を噴出させて、お湯に溶けださせることです。再度、そのお湯から「気」を吸い上げるので、矛盾していますが、「濃度」に、格段の差があるから、と納得しましょう。

②慣れたら、できるだけ、後頭部も湯に浸して、顔面の、目・鼻・口だけが湯から出ている、ようにすると、効果抜群ですが、溺れないように、ご用心です。

③そのまま、身体を拭いて、終了します。焼酎の粒子が、付いているので、邪気の排出が続き、肌着に吸い取られますから、着替えを頻繁にしましょう。

29. 陰陽をほぐす

白柳直子氏は、堺市で、「のぞみ整体院」を開いている、整体師です。カイロプラクティックから出発し、その後、東洋医学をはじめ、種々の研鑽を経て、独自の整体術に到達されて、著書もあります（「身体のトラウマ」二〇〇九年、「身体の話」二〇一四年、ともに大阪公立大学共同出版会）。ボクは、勉強会で大阪に泊まっていた時、急性の痛風発作を起こして、治療してもらったのが縁で、出会い、「治療」についての、考えと姿勢が同じなので、意気投合し、数冊の共著も出しています。「技友」です。

「トラウマ」はいまでは、「こころの傷つき」の意味で用いられ、それが身体に記録されているとの趣旨で、何冊のもの本が出版されています。白柳さんの言う「トラウマ」は、原意すなわち、「体の外傷の瘢痕」の意味です。その瘢痕が、身体の動きを拘束し・歪め、ひいては、自律神経の不調和を引き起こし、こころの不調まで引き起こしています。「不健全な精神は、不健全な身体に宿る」であり、「心身症」の逆バージョンです。瘢痕を探し出し、それをほぐすだけで、心身の「自然治癒力」、が復活します。

ボクも、白柳さんと同様、身体の瘢痕周辺が発する「邪気」、を察知することができるので、門前の小僧的に、「白柳整体もどき」を愛用する臨床、の日々です。稚拙ではあるものの、効果は絶大で、車椅子で来られた人が、杖なしで歩いて帰られることさえあります。当然、「こころ」も明るくなられます。しかし、今回は、それについて語る意図はありません。

「白柳整体もどき」、を行っていて、「瘢痕・邪気」の在り処が、身体の辺縁に多いことに気づきました。東洋医学の「陰陽論」は、広汎な哲学体系を成していますが、そもそもの原意は、「四つ足になった時」、「日の当たる部分が陽」「陰になる部分は陰」、から出発しているのです。身体の「陽」と「陰」は、おおむね、身体の辺縁部分で、接しています。陰と陽とは、絶え間なく、わずかな領域の譲り合いをすることで、身体のしなやかさ、に寄与しているのではないか、その譲り合い、を阻害する「瘢痕」は、しなやかさを、ひいては、「自然治癒力」を、阻害しているのではないか、と考え、四つ足になったイメージで、「陰」と「陽」との、それぞれの「国境」とおぼしきあたり、を揉みほぐして行くと、深部に、「痛、気持ちいい」「凝り」、を探知でき、それをほぐすと、「目がパッチリ」して、「気持ちがいい」のです。「大腿・下腿・足・足趾・足趾の股」、と「国境の、凝り」の揉みほぐしをすると、足趾の冷えが消えます。これは大発見です。

実際に行う際は、身体がほぐれている方が良いので、サウナ、お風呂、布団の中などで行います。手足は、指一本一本、腕、下肢、脇腹、首筋と、陰陽の国境、の揉みほぐしをしますが、面白いことに、頭と顔の陰陽国境の区分けは、百会から耳朶の縁を通ります。四足動物の、日光の当たり方を思うと、当然です。大切なのは、尻です。後ろに突き出ている動物では、日陰ができます。そのイメージを保持しながら、臀部国境の下の線に沿ってほぐしを続け、肛門に達したら、短い尻尾が生えているイメージで、尾骶骨の左右に沿って、ほぐしを行います。この最後のほぐしの効果は、鋭く、目がパッチリし、突然、連想が湧きました。

本質としての体に、陰陽の区分けは無く、日の光がそれを作ったのです。世にある「区分け」は、必要に応じて「知」が作ったのです。故中井久夫先生のお仕事はすべて、区分けの有用性、を認めながらも、その境界を「ほぐす」ことで、「いのち」の本質、を蘇らせる作業です。したがって、「中井理論」は無く、「中井視点」があるだけです。その心持ちで読むと、とても「ホッコリ」しますし、クッキリした「区別」、を志向する「知性派」には、肌に合わない、アナーキーな文言の山、であることが理解できます。尾骶骨さん、畏るべし。

30. 関節ゆるめ、32法

水族館の水槽で泳ぐ、クラゲの動きは、見る者を、幸福な気分へ誘います。古典バレエの、プリマの動きが、同じ感興をもたらします。しなやかな、「いのち」の動きです。それを生み出すのは、人体を構成する「硬い骨」たちの、接触面である「関節」の、滑らかな可動性と、筋肉・神経系の、若さです。どれも、「老い」によって失われる要素です。だけど、踊りの達人たちは、老齢になっても、「しなやかさ」、を保っておられます。それをヒントに、「関節ゆるめ」を考案しました。

①布団の上に仰向けになり、手足を、上下に、真っすぐに伸ばします。そして、骨格標本のイメージ、を身体に写し込み、左右一対になる骨々を、同時に、逆方向に回転させ、姿勢は伸ばしたままで、身体全体を、「開閉」します。「巻き簾」のイメージです。尾骶骨・脊柱・下顎・後頭骨・前頭骨など、中央にある骨は、当然動きません。仙骨・蝶形骨は、少し撓うとイメージしましょう。①は基本訓練ですから、小さな骨を含めて、すべての骨を意識できるまで、練習し

てください。これ以後の、「関節ゆるめ」の、成否の基盤です。しかも、この基本動作だけでも、素晴らしい、「若返り錯覚」が得られ、幸せです。「開・閉」合わせて「2法」です。

②複雑な、「頭蓋骨」、を構成する骨群を含め、すべての骨を意識できるようになったら、姿勢はそのままで、すべての骨を、「縦回転」です。「前転がり・後ろ転がり」、のイメージです。この場合は、①では不動だった、中央の骨群、も全員参加になります。さらには、左右の骨群を、それぞれ左右交互に、「前転がり・後ろ転がり」にします。そうすると、脊柱が蛇の動きをしますので、猫になった気分、になります。これで合計「2×2＝4法」です。面倒くさがりの人は、ここまでで、六割達成したと、終了しても良いです。

③手足を大の字に広げて、①②を行います。だんだん、下肢の開きと肩甲骨の動き、が大きくなります。姿勢が、「大」の字から、「串」の字の形に、近づきます。左右バラバラに、「開閉」と「前転がり・後ろ転がり」を「踊っている」気分になります。これで合計「4×2＝8法」です。③の境地から①②に戻ると、「開閉」「前転がり・後ろ転がり」の動作が、繊細・自在になって、全身の細胞にまで意識が広がり深化した、「上達」が確認できます。これ以降は、マニアの世界です。

④仰向けに寝ていた姿勢、をうつ伏せにして、①②③を行います。「8×2＝16法」です。この段階では、画期的な収穫があります。仰向けに寝ていたときには、頭蓋は布団に囲まれてい

ましたが、うつ伏せの姿勢では、下顎の先だけが布団に乗り、頭蓋は浮いています。そのせいで、脊柱の「蛇の動き」が、頭蓋骨群に波及するのです。その効果は、「革命的」です。まず体感としては、「クラゲ」「プリマ」に化身したような、「しなやかな統合体」の味わい、になります。それだけでも快感ですが、革命的なのは、「頭が柔らかい」の体験です。視界が明るくなる、のを始め、五感すべてが、繊細になります。特記すべきは、「発想の量と質」、の向上です。「頭が固い・柔らかい」は、比喩表現ではなく、事実描写だったのです。みなさん、どうぞここまで体験を伸ばしてください。

⑤記述の都合で省いていましたが、すべての動作は、筋肉に力を入れる、要素がありますので、終わるその度に、「全身ブラブラ」をして、筋肉をほぐしましょう。緊張させたりほぐしたり、を交互にするのがコツです。これを技法に数えると、「16×2＝32法」となります。

一つの「法」の、所要時間は二〇秒ほどですが、ブラブラは、一五秒ほどで充分ですから、全部で、一〇分ぐらいでしょう。

それよりも、ぜひ、「舌トントン」を覚えて欲しいのです。「舌トントン」を指標にすると、「気持ちがいい」強度と時間とを、常にモニターできますから、有害な結果を避けることができます。健康法に熱中して、心身を損ねる人は、思いのほか多いのです。⑤までを身に着けた人は、「舌トントン」を採用すると、①②を、確認程度の短時間で済ませるようになり、③④⑤だけが本番となります。「柔らかな頭」からは、さらなる自分独自の工夫が生まれましょう。

蛇足ですが、立ち上がり「一動全不不動」をしてみると、踊りの達人になった気分で、嬉し恥ずかし、になります。

31. 遷延うつ病の気功治療

反復経頭蓋磁気刺激療法ｒＴＭＳの記事を目にするたびに、腹が立ってしようがありません。料金がべらぼうであるのは、機器が高価なので仕方ありませんが、寛解率が三〇パーセントほどで、しかも、「やってみるまで予測ができない」とは！　遷延うつ病には、ほかに打つ手がないから、「弱みに付け込んでる」と思いたくなります。ボクの外来患者さんで、「お手上げ」状況の遷延うつ病の方が、他県まで治療を受けに行き、やや効果があったと、ボクも喜んでいましたが、ほどなく、「元の木阿弥」になられました。

腹立たしいのは、効果の機序についての説明です。薬物療法では、神経伝達物質を巡っての、まあまあ納得できる、作用機序が語られています。ｒＴＭＳの効果の機序については、「神経シナプスの状態を変化させる」程度の説明で、「気功」など民間療法の説明と同じ水準です。とはいえ、ボク自身も、抗うつ剤も心理療法も漢方も、し尽して、「打つ手なし」の外来患者さん数人を抱えて、無力感で潰れそうです。「うつ病準備状態」です。

この自分の、「脳の状態」をうつ病の脳と見立てて、気功治療を工夫してみることにしました。「苦し紛れの危機回生」です。自己観察してみると、「脳全体の重苦しさ」と「全身の気の流れの渋滞」とがあります。遷延うつ病の外来患者さんにも、同じ味わいの「邪気」、を認めますので、これを改善すると良いかもしれません。「まず隗より始めよ」です。

『心身養生のコツ』に、「泉の気功」を紹介しました。あれを基盤にして、あれこれいろいろと工夫しました。あらかじめ「泉の気功」をお読みくださると、以後の説明が、理解しやすいでしょう。練習を、「入門」から五段階に分けて説明します。もちろん、「最終段階」まで、進んで欲しいのですが、「入門段階」でも、それなりの効果はあります。

①「入門段階」：仰向けに寝て、全身を「脱力」します。まず、「気を吸います」。肛門と四肢の指先から「気を吸い上げ」て、身体全体が膨れるイメージです。脳も膨れます。通常の「吸気」と合わせて、「気」を吸い上げますが、一回では、脳を含めた全身が膨れ上がるイメージになりませんから、数回の「呼吸」に同調させて、「気」を吸い上げる必要があります。そこで、発想を逆転して、アコーデオンのように、全身を一杯に膨らす動作で、「気」も「吸気」も吸い込み、全身を小さく縮めて行く動作で、「気」も「呼気」も「吐く」のです。これなら、一動作でできます。「吐く」は、体の開口部、すなわち「目」「耳」「鼻」「口」「臍」「膣」「尿道」それと「全身の汗腺・皮脂腺」、さらに「脳天」「掌・足底の中央」を加えます。それら開口部から、

「邪気」を静かに排出するイメージです。

開口部の中には、外界に開かれていないものもあります。「四肢の指先」「脳天」「掌・足底の中央」です。「四肢の指先」と「掌・足底の中央」は、折々に揉みほぐして、柔らかにしておきます。脳天は、『心身養生のコツ』「脳天を開ける」を行います。それらの処置で、気の出入りの量が、格段に増えます。すると、「心身一体」の感覚が生じます。幼児の心身に戻ったような充実・幸せ感です。「萎んだ」身体を脱力して、再び「気を吸う」に移ります。無理のない回数で終了です。

「気」の「排出」は、生体からの排出ですから、正確には「半ば生体外」である消化管への排出、も含まれます。消化管へ排泄を行っている、さまざまな分泌腺をも、「気の排出開口部」に加えると、効果は微細・濃密となることを体感できます。「断食療法」を含め、総じて、「流入よりも排出」が、生命体の「養生」の本質であることを連想します。

②「骨バラバラ」：人体骨格図を参考に、身体のすべての骨を意識します。「吸う・吐く」の動きで、すべての骨たちが動く、ことを意識します。「脱力」した際に、身体を微かに揺らして、個々の骨の動くのを感知します。身体の深部にまで「脱力」を届けるためです。「掌・足底」は、「ニギニギ・パッパ」でほぐします。

③「細胞に任せる」：仕上げは空想です。この気功で「浄化」するのは、個々の細胞の「細胞

間体液」であり、気功は細胞にまでは及ばないのだ、と空想するのです。細胞間体液が浄化されたので、個々の細胞は、本来の機能を使って、自己養生をしやすくなる。と空想するのです。この空想は、「いのちへの畏敬」です。うつ病者の脳細胞に限らず、天与の細胞個々への畏敬が、「治療・養生のコツ」であると思います。

④ふと思いついて、『心身養生のコツ』の「泉の気功」、を加えてみました。「百会」から噴出する「気」を流れにして、身体の表面をながれ落ちるイメージにすると、体表から排出される、すべての「邪気」を洗い流してくれて、気持ちがいいのです。加えて、大変な発見がありました。「百会」からの噴水の中心と、「脊柱」と「仙骨」と両下肢の「涌泉」とを繋ぐ、「トンネルのような空間」のイメージが「感覚」されたのです。そして、その「トンネル」を、「天地の気」が行き来するのです。これは、気功法の極意、「大周天気功」かもしれません。ここで、「味わっているだけで、何もしない」のが「コツ」のようです。「天地へお任せ」です。直接の効果は、「欲・念・苦」などの感情との間に、「解離」ができることです。意識されてはいるのに、少しばかり、「他人事のように」眺めている、気分が伴うのです。「悟りとはこれかいな」と思い、そして、精神症状としての「解離」は、「悟り能力」の緊急発動、なのかもしれないと連想します。それはともかく、心身にとり、養生の到達点かと感じるほどの至福です。慣れてくると、椅子に座っても、歩きながらでもできます。また、熟練につれて、「邪気」の排出は猛烈になりま

すから、肌着・衣類・寝具の洗濯や、「焼酎風呂」をお勧めします。

【その後の発展】

発展その1：「大周天気功」の段階に到達して、日常生活をしていると、心身の健康感に伴い、全身の皮膚表面から噴出している「邪気」は、「正・邪」の別の無い「生命・気」である、味わいとなります。その「全身を包む気」を、厚さ二〇センチほどの「気の層を纏っているのだ」と意識しますと、「心身」が気に包まれて、「自在で清浄な」味わいとなります。その「包む気」を介して、外界、ことに他者と関わっている味わいになります。『心身養生のコツ』に紹介した「身体を包む気のバリア」が、「いのちの息吹」へ成育した気分です。そして、①でお話ししました「アコーデオン」を、この「いのちある気」が動かしているイメージにすると、最高に「気持ちがいい」です。当然、対人関係においても、バリアをまとった「心身全体」が機能しますので、「関わり」の「受信・感知・発信」の質と量とが、格段に向上します。「関わりに溶け込んだ主体性」という、奇妙なフレーズが浮かびました。対人関係を活動の場とする人々にとって、「喜悦」となりましょう。

発展その2：この「喜悦」から連想が展開しました。「抗うつ薬」とは、神経伝達物質を産出せよと、神経細胞へ指令・叱咤する作用であり、治療成功例が最後に纏っている「余裕のない味」、はその表れではないか。そして、神経細胞の生産性が疲弊し尽くした結末が、「遷延うつ病」の病理であるなら、すべての「抗うつ薬物療法」は「遷延うつ病」を目指しているのではないか、と言う「とんでもない」連想です。冒頭で紹介しました「元の木阿弥」の患者さんは、この「気功治療」で、改善されて来ておられます。その改善の進み具合を観察していると、「うつ状態が改善されている」味わいではなく、全体に、普通の老人になってこられる雰囲気、なのです。ボクのいつもの「トンデモ連想」は、「全細胞の健全化」へと跳びました。「全細胞の若返り」を経て、「癌の自然治癒例」に着地しました。説明不能の「癌の自然治癒例」や、説明不能の「末期がんの長期生存例」が、皆さん、「悟り」に似た「楽観姿勢」を共有しておられます。ボクのこの気功が、似たような「悟り風の心身」を作るのではないか、少なくとも無害ではあろうから、試して欲しいと思うのです。

最近「治癒」に至って薬をやめたうつ病の人の六〇パーセントが再発するとのデータが出て、薬物をやめることの是非が話題になっているそうです。まるで覚醒剤依存と同じ水準じゃないかと腹がたって仕方ありません。

第五部　溶け合う

32. 気の8の字海流

「リフレクソロジー」は、永い伝統をもつ治療体系であり、多くの、療院や研修機関があります。素人でも、まあ真似事ができるし、何より、特別な薬物や食品を体内に入れない、のが魅力です。一般に、女性の、しかも病と呼べないほどの不調、を抱える人が顧客です。「体調を整える」です。インターネットで、足裏の反射帯の図を見ると、足裏と全身が繋がっているのが分かります。ボクの特技である、「手の薬指からの気の鍼」、をセンサーに使って探索すると、身体のあちこちの、自覚的不調部位と、足裏の反射帯とが一致します。リフレクソロジーでは、そこを柔らかく指圧・マッサージするのですが、ボクは、習っていないのでできません。そこで、ボクのもう一つの特技である、「舌トントン」を使って「気持ちいい」指圧を、「気持ちいい」時間だけすると、なかなか具合が良く、「目がパッチリ」します。ところが、老人のボクは、「心身これ不調の汎濫」で、「施術」の標的、を数え上げたらきりがありません。自覚してはいない反射帯、まで加わって、うんざりです。インターネットでは、両掌にも反射帯があり、足裏とほぼ同じ分布です。ところが、さらにインターネットで検索すると、頭部を含めた顔面にも、全身の反射帯があり、さらには、耳朶にも全身につながる反射帯があり、それぞれを標的にした施術体系、が行われています。試みに顔面を動かしてみると、左右が別々であり、顎や舌や眼球や耳などを含めた、顔面筋全体が、左右別々に動きに参加するのが、「気持ちいい」と分かりました。残念ながら、耳朶は動かせませんが、多くの動物は動かしますし、たまに動かせる人がありますから、潜在能力はあるのでしょう。さらに検索すると、足裏だけでなく、足全体に反射帯がある、とする流派もあります。

それはともかく、こんなにあちこちに反射帯があっては、お手上げです。そこで、ボクの愛する、「フラクタル」を連想しました。「部分の中に全体の構造がある」です。そうすると、個々の体内臓器にも反射帯があり、遂には、すべての細胞に、全身の反射帯がある、との空想が生まれます。さらに、ボクの趣味である、「自力更生」を導入して、足裏・手掌の反射帯と左右顔面とを、自ら、軟体動物のように動かす、動作を試みました。「舌トントン」を「気持ちいい」のセンサーにして、試行錯誤の末に到達・完成したのが。これからお話しする。「リフレクソロジーからの展開」としての、「気の8の字海流」です。**図10**をご覧ください。

からだを二分します。「右足」「右手」「左頭部」と、「左足」「左手」「右頭部」の、二群に分けます。このグループ分けも、「舌トントン」で決めたのですが、「椎体路交差」と一致しているので、ニッコリです。

動作は、二グループ交互に行います。動きのスタートは、左右いずれかの「頭部」です。ここでは、左スタートでお話しします。左頭部の頭皮や耳や目や舌など頭部のすべての筋肉を最大限にクネクネ動かします。舌も左半分に集中します。持続時間を「舌トントン」で決めるのが少々難しいので、『心身養生のコツ』の「入江フィンガーテスト」がお勧めですが、時間は大まかでいいので、おおよそ二、三秒で動きを、反対側の首の右半分へ移し、さらに、右上肢、右胸部・腹部・右下肢へと流

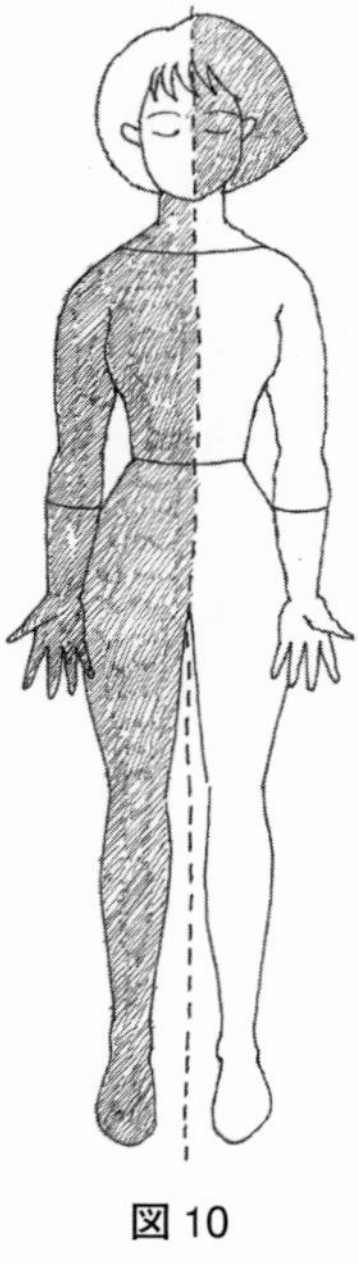

図10

し、そこに属するすべての筋肉を、同時に動かします。これも「入江フィンガーテスト」で判定すると二、三秒ですが、気持ちいい時間でオーケーです。次には、右側の「上下肢と胴体」から右方向に噴出している「気の流れ」を纏めて上向させ、右頭部に注ぎ込みます。右頭部からスタートして、首の左半分を下降して、左半身に至ります。左半身から噴出する「気の流れ」は左頭部に注ぎ込まれますから、結局、からだを包み込む「8の字の気の海流」、のイメージになります。**図11**をご覧ください。はじめは、「気の流れ」が身体の

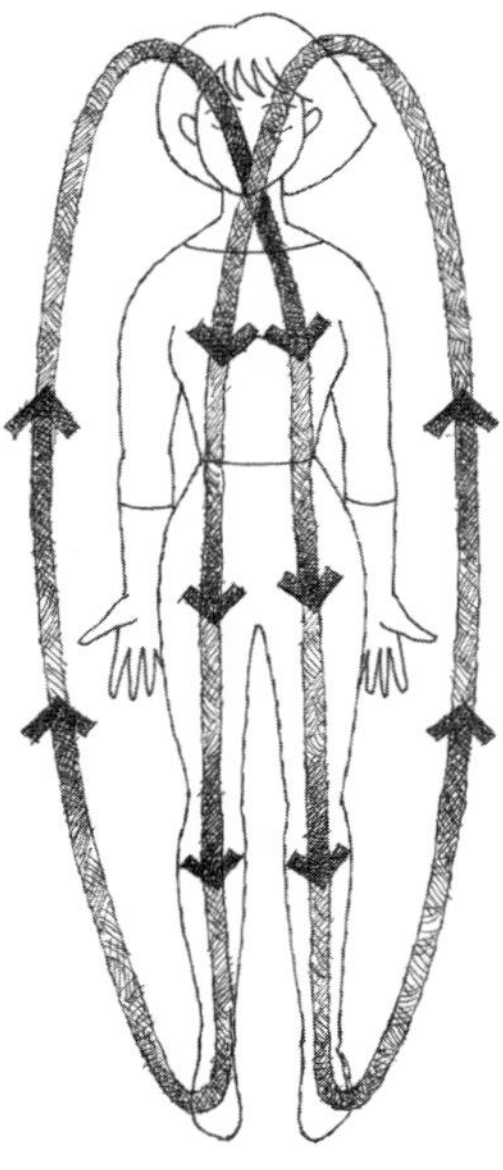

図 11

中を流れている、イメージでしたが、「入江フィンガーテスト」で判定すると、「からだを包み込む巨大な気の流れ」のイメージにするほうが、効果が高いことがわかりました。さらに、この気の流れの質感は、海流の重厚感を備えていると感じます。そこで名付けて「気の８の字海流』としました。骨を含め、すべての臓器が海流の中を漂っており、海流がすべてを浄化しながら流れ続ける、イメージは、「気持ちいい」です。

終了後、「薬指からの気の鍼」を使って、体中の反射帯、の邪気が薄れているのを確認すると、この気功を「やる気」が高まります。さらに思えば、以上の動きはすべて、脳の指令で行われているのですし、脳によってモニターされているわけですから、脳トレでもあるわけです。総じて、究極のところ、脳トレで「も」あるか否かで、すべての健康法をランク分けできます。

以上の訓練は、本家である「リフレクソロジー」の、技術修練にもなります。他人にしてあげることもできます。「薬指からの気の鍼」で、反射帯を検知し、「舌トントン」で、指圧の強さと時間とを察知すればいいのです。ともかく、『心身養生のコツ』の「舌トントン」を習得してください。万能のセンサーです。

33．「一動全不不動」完成

太極拳に親しんだことから、「一動全不不動」を知り、魅了されました。小指一本動かすのでも、全身運動であり、眼球を動かすとき、全身の骨も動く、動かないならば不自然である、究極には、「部分の動きは心身全体から始動する、体感」です。これを目指して、『心身養生のコツ』シリーズのあちこちで、推奨・強調してきました。しかし、目標としての「すべての骨が協調して動く」という状態は、その意識を全身に置いているときに、短時間、維持されるだけでした。意識を置かなくても維持される、のが自然な生理ですから、未達成・不満足に過ぎてきました。試行錯誤の遍歴の末、ようやく、満足できる「方法」に到達しました。それを紹介しますので、健康法として、採用してください。とっつきやすい「入門編」と、「熟練編」とに分けてお話しします。「入門編」の段階でも一応の効果があるからです。

入門編　三角形のイメージを用います。頭の天辺の「百会」の少し上（皮膚の外）を頂点とし、両足の小指の先端の先（皮膚の外）を結んだ線、を底辺とする三角形をイメージします。この三角形を、常時維持しながら動くと、三角形はいろいろに捻じれます。それをしながら、チョット、全身の骨に注意を向けてみると、「一動全不不動」が、不完全ながらできており、「気持ちがいい」です。その全身の協調運動、に参加できないでいる骨格部分（病んでいる部分）、を意識できる余得もあります。なお、「百会」とは、全身の諸々の「ツボ」のセンター、という意味らしいです。

熟練編　熟練編に進むには、センサーとしての「舌トントン」、が必要です。『心身養生のコツ』で習得してください。「舌トントン」をしながら、意識のセンサーで、脳天

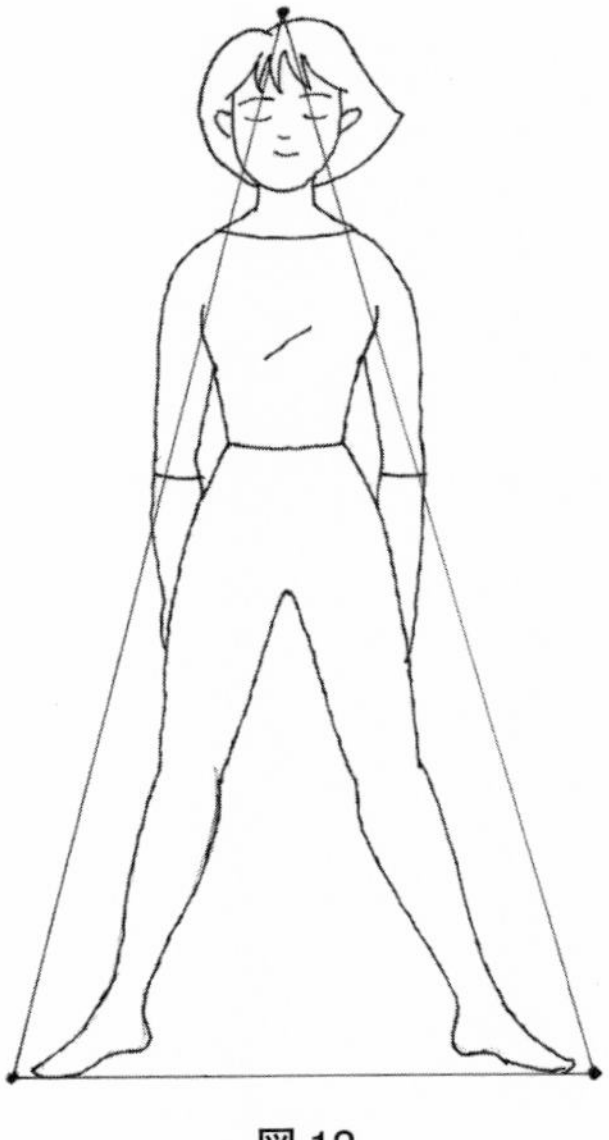

図 12

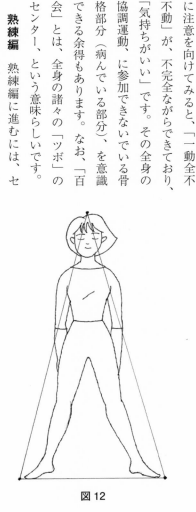

のあたりを探索すると、「舌トントン」が突然活発になる、粟粒ぐらいの場所、を捕捉できます。頭皮から五ミリ～一センチぐらいの空中です。百会からの気の噴射、と空中のツボとを捉えたのです。これが三角形の頂点です。次に両足の小指の外側の延長上を、センサーで探索すると、二～三ミリぐらいの位置に、粟粒ほどの空中のツボを捕捉できます（図12参照）。三角形が精密図になります。精密な三角形、を意識しながら動いていると、上肢の骨たちも協調して、細かに動いている、ことが感知できます。

しばらくの間、三角形を維持しての動きを楽しんでいたら、とんでもない気づきが生じました。骨と筋肉だけでなく、内臓も、「全不不動」に参加しているのです。そして結果として、外界が爽やかに感じられる、この気分の良さは、心身全体を巻き込んだ、「一動全不不動」すなわち、「仙境」への入り口なのかもしれない、と連想します。それはともかく、三角形を維持していると、外界へは無関心の気分になり、それなのに、外界からの刺激に対しては、即座に反応できそうな気分となり、「明鏡止水」とはこれかいな、と思ったりします。まあ、害はなさそうなので、みなさんも、遊び半分に試してみてください。

蛇足ですが、「遊び半分」は、超手軽な健康法です。「一途・真剣」は、「生き死に」の懸った緊急事態、に限定・専用とすべき対処法であり、不健康法です。

34.「気のビーム」をつなぐ

経絡治療に関心を持って間もなく、ツボや指先から「気のビーム」が放射されている、のを感知できるようになり、ツボや指先や鍼ではなく、それらビームを用いて、施術をするほうが、的確であると確認し、本を書きました（『神田橋條治が教える 心身養生のための経絡ツボ療法』二〇二〇年 創元社）。むろん、多くの方は、「気のビーム」を感知できませんが、それでも、ビームを使った、日常の養生法、は可能です。寝床で一人でできる、「経絡治療」を開発しましたので、紹介します。加えて、「気の流れの良くなる全身弛緩」も紹介します。両方をセットで行うと、効果が倍加するからです。

① 経絡をつなぐ

布団の上に仰向けになり、**図13**のような姿勢をとります。左右の足の指先を向かい合わせます。足指から放射されているビーム、をつなぐのです。ビームは指先中央からではなく、側面から放射されていますが、それは感知できなくても、指先を対面させると、ビームはつながります。舌トントンをしながら、指先同士の距離を近づけたり離したりすると、舌トントンが滑らかになる時点があります。左右からの気のビームの途中にある、「ツボ」が重なったのです。気の流れが、一層順調になる状態ですから、この距離を維持します。次に、両手の中指を胸郭下縁の肋骨弓に重ねるように置きます。掌をわずかに窪ませると、五本の指先がほぼ並び、足と同じように、左右の気のビームの「ツボ」を重ねやすくなります。これで、十二本の経絡がつながりまし

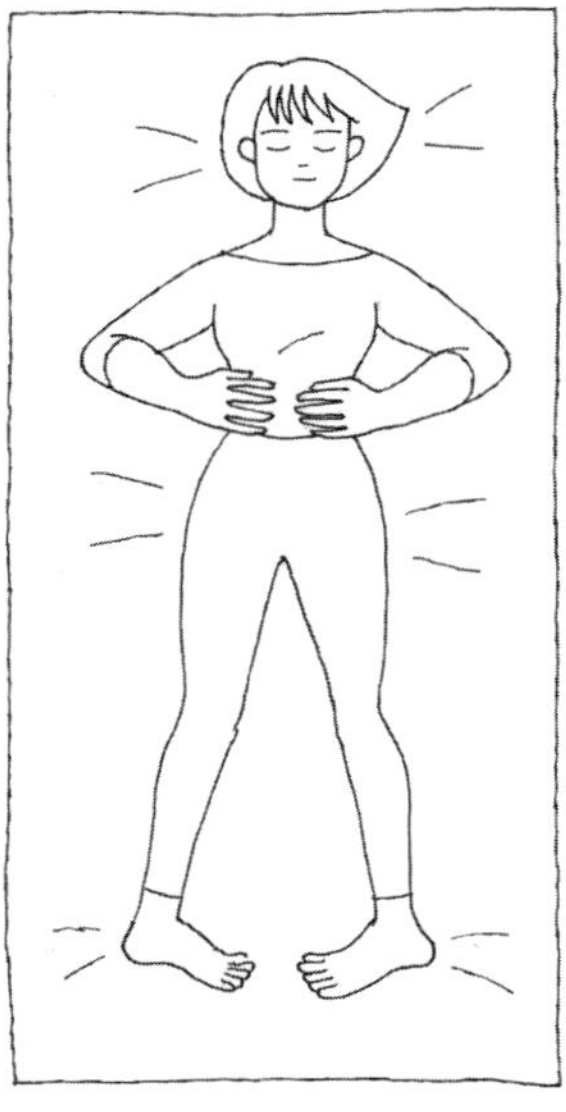

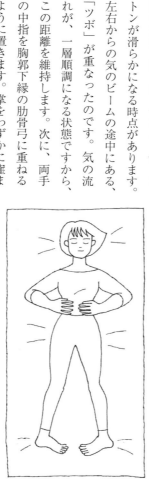

図 13

た（手は親指から二本の経絡、足は小指から二本の経絡からのビームが放射されているので十二本になります）。加えて、身体の正中を縦輪切りにする形の、「督脈・任脈」の流れがあります。イメージの円盤を回す気分で、回しやすい回り方で回すのがお勧めです。回りにくくなったら止めです。なみに「小周天気功」は、自分の意志で積極的に回転をする「気功法」ですが、養生法としては、お勧めしません。「経絡をつなぐ」も、「気持ちがいい」間だけ維持してください。鍛錬ではないからです。

②すべての骨の自立と協調

「経絡をつなぐ」をした直後は、全身の隅々まで、意識できるような覚醒状態になっています。できるだけ多くの骨の形状を、「意識する」ように工夫してください。意識できた骨・骨の、間隔を作るように努めましょう。そして「骨バラバラ」です。毎日続けると、脊椎と肋骨の継ぎ目や骨盤周辺の骨群の、バラバラを意識して動かせるようになります。最終的には、頭蓋骨を形作っている骨群の、バラバラ感が可能です。バラバラの骨群の間隙を拡げ、全身を「大きく・小さく」膨らましたり縮めたりしましょう。この現象の実態は、おそらく、微小筋肉のリラクゼーション、なのでしょうが、骨の方が意識しやすいから、この術式にしているのです。

効果は、まず「微小循環」の復興ですが、何よりも、骨群のそれぞれが、期待される役割を遂行する、ような相互位置関係になることです。その総合効果は、外見では、「スッキリした姿勢と滑らかな動き」ですし。自覚としては「健康感」です。

35．究極の二足歩行

多くの健康法は、「苦労と我慢」で行って、それがもたらす成果を楽しみにします。わずかですが、している、こと・とき、が「幸せ」である、健康法もあり、快適なので、生活の中に組み込まれます。例えば、両腕を挙げて背を反らす「伸び」は、気持ちがいいので、努力なしの、日常習慣となっています。「あくび」にいたっては、意志に逆らっても発生する健康動作です。

ボクは、多少の訓練が必要なものの、一度、身に着けると、している瞬間の「気持ちがいい」快感ゆえに、止められなくなる、「歩き方」を開発しましたので、紹介します。

本質的には、この歩行は、「骨バラバラ」ができていて、『「心身養生のコツ」補講50』の18講「踵骨を立てて動く」の、踵骨周辺の筋肉で「踵骨をたてる」、と『「心身養生のコツ」補講51～104』の72講「ナンバ歩き完成」ができ、すべてが、無意識化の水準にまで至っている人の、次の段階ですが、まあ、挑戦してご覧になると、若干の「気持ちがいい」の体感があり、前提となる二つの「健康法」を、練習する意欲がでるかもしれません。具体的なやり方をお話ししましょう。

立って、やや大股で、前方に歩行します。右足を前に振り出す動作、として説明します。①前方に振り出しながら、右足の「踵骨」を「立てる」後方回転をします。②それに同調して、右半身のすべての骨を、「踵骨」と同じ回転をします。頭蓋骨まで、左右一対ある骨、すべてです。③脊柱は、当然、縦回転をしませんが、「ナンバ歩き完成」(『「心身養生のコツ」補講51～104』第72講)の回転を行うことで、しなやかさを生みます。④完成したら、これまで「踵骨」がリードしていた、右側の骨・骨の「立てる回転」を、「蝶形骨」がリードする、に改めます。以上と同時に動く、左半身について、つぎに、説明します。番号が同じものは、同時の動きです。

①右足の振り出しに同調して、左足の「踵骨」を「寝かす」、前方回転をします。②それに同調して、左半身のすべての骨を、「踵骨」と同じ回転をします。頭蓋骨まで、左右一対ある骨、すべてです。③脊柱は、「ナンバ歩き完成」の回転です。④完成したら、「寝かす回転」を、「蝶形骨」がリードすることに改めます。そうなると、一個の「蝶形骨」が捻じりの動きをすることになります。体感としては、それは可能のようです。左踵の外側が着地した瞬間に、左右の回転が逆転・交替します。

後方に歩く際は、体重の懸かっている「踵骨」を「後ろへ回転」すなわち「立てる」回転をしながら、挙げている足の「踵骨」を、「前方回転」すなわち「寝かす回転」にします。挙げた足の親指先内側が、地に着いた瞬間に、「立てる回転」に代わります。前方への歩きを身に着けていると、簡単に習得できます。

完成した、この歩行の「体感」は、「素晴らしい」の一言です。この歩行で歩いていて、ボクは、手に入れた果実を家族に届けようと、アフリカの原野を、裸足で大股で歩いている、古代人、になった解放感を味わいました。皆さんにも、おなじ幸せを、届けたいです。

36. 十二対の経絡を辿ってみる

一〇本の指先を合わせる「気功」、をすると、全身が緩む効果があるので、それを使って、本書34「『気のビーム』をつなぐ」の技法ができました。ボクは「気の流れを、体内感知で追跡することができるようになっていますので、それぞれの指について、「経絡」を追跡してみることにしました。

成書によると、十二対の「正経」と、五対と三個の「奇経」と、があります。「奇経」は、指と無関係ですから、十二の「正経」だけについて、経絡の追跡をしてみました。その結果、十二対の経絡は、互いに、どこかで繋がっており、しかも、左右の手と足、それぞれに連なる「経絡」が、親指は親指同士、小指は小指同士、という具合に繋がっており、指先を繋げると、「円環」になることが判り、気の循環が効果をもたらすのだ、と納得しました。しかも、手と足の「円環」が、合流しないまでも、同じ場所（概ね脳内）で、「束」になっていることが判りました。ちなみに、成書では、それぞれの「経絡」は、独立したものと見なされ、ときとして、ツボの所で合流しているらしいです。さらに、経絡の流れは、途中で深く潜り込むことがあり、その部分では、体表の「ツボ」が察知できないことが判りました。では、それぞれの指ごとに、「経絡」を追跡してみましょう。

① **親指**　手の「太陰肺経」と、足の「太陰脾経」、足の「厥陰肝経」は、脳内に入り、繋がり、円環を成し、しかも脳梁で束となっています。

② **人差し指**　手の「陽明大腸経」と、足の「陽明胃経」は、頭頂の「百会」の後ろの縁で繋がり、円環を成し、「束」をなします。そこでは、「奇経」である「督脈・任脈」も合流（あるいは接触）します。

③ **中指**　手の「厥陰心包経」と、足の「少陰腎経」二つの流れは、「大椎」の前方、すなわち第七頸椎の下部で出会い、「束」を成します。そこでは「奇経」である「任脈」も合流（あるいは接触）します。成書では、足の流れは「涌泉」から曲がって、小指の先端に向かう、とされていますが、ボクの追跡では、「涌泉」から真っすぐに中指に伸びています。

④ **薬指**　手の「少陽三焦経」と、足の「少陽胆経」が、こめかみから、頭蓋内に入り、視床下部で合流し、「束」を成します。ここは、脳下垂体の付け根に位置し、自律神経系の中枢ですから、手と足の左右反対の薬指同士の先端を繋げると、「脳がスーッとする」理由が、納得できます。

⑤ **小指**　手の「太陽小腸経」、手の「少陰心経」、足の「太陽膀胱経」の流れは、上向し、一部は、耳の後ろ側を通ります（そのせいで、難聴に効果があるようです）が、ボクの追跡では、それは「分枝」であり、本流は、頸椎の側面を上向し、両眼の間の「晴明」で合流し、そこに「束」を作ります。小指同士を押し付け合うと、目に力が出ますが、薬指の場合の「スーとする効果」とは異なり、「力強い」体感です。手足の左右反対の小指だけを押し付け合ったときと、薬指だけの場合との「気分」を、比較してごらんなさい。

付録　ヒトの手の指が、絶妙・繊細な動きを獲得したことと、文化の発達とは、相関しています。それに比して、足指の不器用は、哀れです。ふと思いついて、足指を動かす際、目的の動きを、手の指の同じ動きで誘導すると、とても滑らかで、楽しいです。さらに発展して、上下肢すべての骨の回転運動や動きを、左は左、右は右で同調させると、動きが、繊細・自在になるようです。卓球やゴルフをなさっている方は、試してみてください。日常の動作例えば、包丁で大根を刻む動作でも、手足の同調回転が、「気持ちいい」動きを生むようです。これも、最終的には、「命門が動かす」に統合されます。

37.「経絡相対」から「ツボ相対」へ

すべての宗教に、「合掌」の祈りがあり、さらには、無宗教の人でも、危機状況では両手を合わせることから、合掌には、癒しの作用があると思い、「手足合掌」の方法を経て、手足の指先から噴出する気の鍼を合わせる、「全経絡の気功」を発案し、『心身養生のコツ』に紹介しました。その後、心的トラウマの治療の方法として、「経絡相対」という、竹の束のイメージを使う方法に発展し、『心身養生のコツ』補講50』の、第28講「心的トラウマの治療」に纏めました。さらに、『「心身養生のコツ」補講51〜104』では、「巻き簾の気功」へと精錬しました。それらを、朝夕の健康習慣として布団の上で二〇分ほど行っていました。そしたら、二つの、極めて重要な発想、が生まれました。①ツボ療法、②心理療法、のジャンルです。

① **ツボ療法**　「経絡相対」と発想したとき、ボクは、身体の左右に流れている「経絡」を重ね合わせる、とイメージしていました。『心身養生のコツ』の、「全経絡の気功」の図でも、それぞれの指先から噴出する気の流れ、を「繋ぐ」イメージでした。つまり、「気の流れ」に注意を向

けていたのです。ところが、「合掌」をしていて、「舌トントン」が滑らかであることを確かめながら、わずかに掌をずらすと、「舌トントン」が止まります。さらに、両指先からの気を「繋いだ」状態で、離したり近づけたりすると、あるところで、「舌トントン」が滑らかになります。その場所では、ボクが発見した、「空中のツボ」同士、が重なり合っているのです。その二つの事実から、「経絡相対」ではだめで、「ツボ相対」でなくてはならない、と確認しました。困ったことに、全身には、何百というツボがあり、ボクの発見した「空中のツボ」は、どうやら、体表から離れた空中にも、星の数ほどありますから、手に負えません。そこで、**図14**のようなイメージを工夫しました。大小・数百の円環に貫かれ、浮いている身体です。個々の円環は、左右のツボを繋いで、気を流しています。名付けて、「円環に浮かぶ身体」です。うつ伏せにな

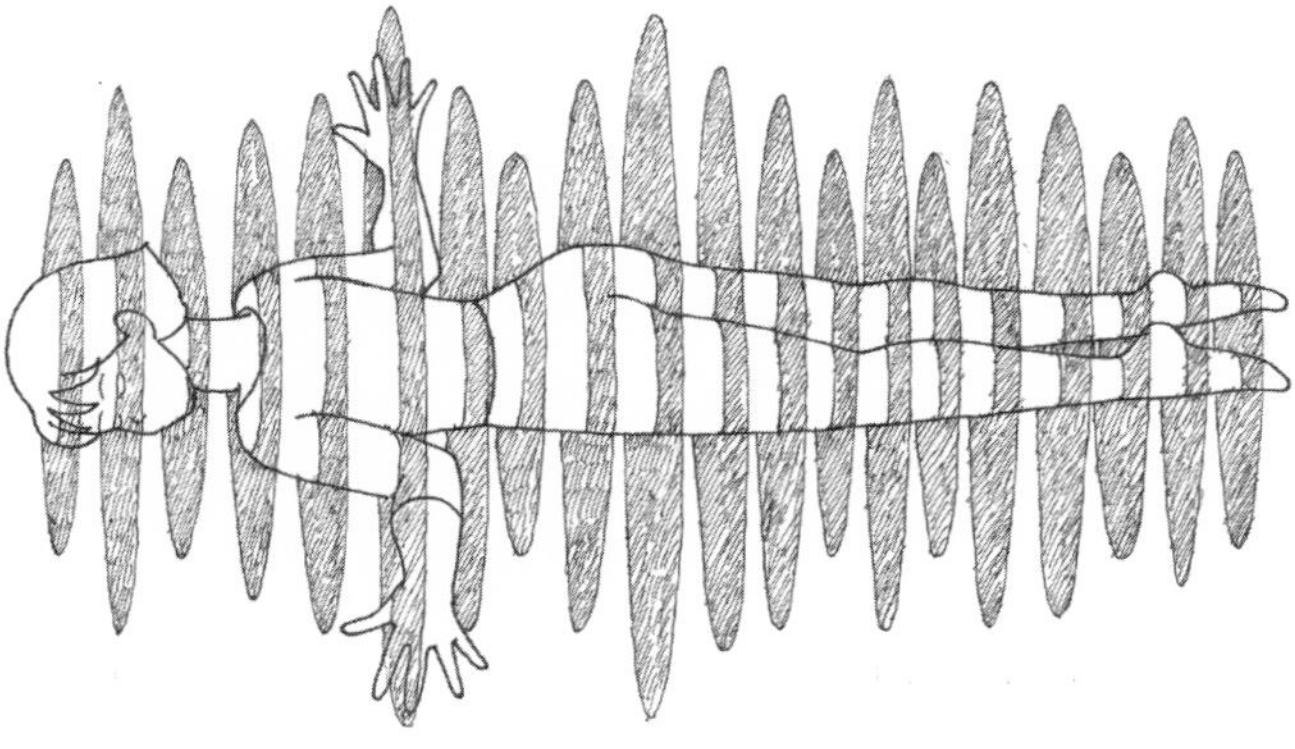

図14

り、「円環に浮かぶ身体」イメージ、を保ちながら、「マンタ」の気分で「羽ばたく」動きをするのです。仰向けのときよりも、動きのイメージがリアルです。ヒト以外の動物のほとんどが、うつ伏せで生活しているから、と連想します。「舌トントン」を絶えず行って、「気持ちいい」動きをしましょう。「舌トントン」が動かなくなったら終了です。

終了して立ち上がると、世界が明るく・クッキリ・色彩鮮やかになっています。なんだか幸せです。それよりも嬉しい驚きは、聴力の改善です。テレビの音量つまみを二段階落とせるのです。いままでのいろいろな方法とは、けた違いです。きっと、老化で衰えた他の機能の、若干の改善、も期待できましょう。ささやかな若返りです。

② 心理療法　精神分析に惹かれたことで、精神科医になりましたので、ボクにとって、心理療法とは精神分析でした。精神分析を意識しながらの六〇年です。治療者としての経験と、自己分析の体験とから、精神分析療法の本質と心理療法の実体について、絶えず考えてきました。現在到達している考えは、「心理療法とは、内なるエンカウンターである」です。論述を進めるに先立ち、現時点での、ボクの「精神分析像」をお話ししておきます。

精神分析の最大の発見は、日常に精神活動と見なされるものはごく表層であり、基盤に、膨大な前意識・無意識界があり、それらはおそらく、「からだ・いのち」と連続している、とのヒトの在りようです。「からだ・いのち」は、生来の資質と、外界との関わりと、を案配しながら成長します。広義の学習です。案配に際して、折り合いが「順調である」と、溶け合いと年輪の構造とが築かれます。植物と同じです。おそらく、動物も同じです。動物でも、危機状況での「退行」、という現象がみられ、年輪の構造の存在、が想像されます。関わり体験の効率化のために、「鳴き声」が開発されました。そしてヒトにおいては、内容がさらに「豊か」になり「ことば」となりました。「こころ・ことば」の登場です。豊かと言っても、意識下の、膨大な「からだ・いのち」の世界に比べると、ごく小部分です。

「精神分析治療」は、小部分である「こころ・ことば」との関わりを介して、大部分である「からだ・いのち」を「変化」させることを目指します。ボクは、あと一歩発想を転換して、「変化」は、「からだ・いのち」の領域で起こっているのであり、その変化が、「こころ・ことば」というスクリーンに、「映像」として写し出されているのだ、と考えることにすると、ヒトの治療と動植物の治療とを、連続のものとして、イメージできるのです。これ以後、その仮説から連想してみましょう。

動植物を含めた「からだ・いのち」が、ある外界と関わり、折り合いが順調であると、溶け合い、年輪となります。「順調でない」と「排除法の学習」、あるいは「内なる異物の体験」として、「解離」という、「内なる排除」をします。「とりあえずの妥協・共存処理」です。内なる異物は、「いのち」の、「滑らかな自在性」を損ねます。といって、「解離」が不用意に溶けると、今ここでの混乱となります。それが「こころ・ことば」のスクリーンに映し出されたのが、「フラッシュバック」です。「からだ・いのち」の「いま・ここ」の機能を損ねて、生活がなりたちません。精神分析学が、さまざまに理論化する、心理構造とは、「解離」維持のための、「とりあえずの妥協」の、種々の様態の「スクリーン映像」です。自由連想法（としてスクリーン映像化されている「からだ・いのち」の活動）は、解離を溶かし、小さなフラッシュバックを引き起こすので、治療者は、「抱え」関係（の雰囲気）によって、患者の「からだ・いのち」を支えながら、「とりあえずの妥協」（防衛機制）の力を、ほどよい程度にまで弱めてゆきます。遂には、解離されていた内容は、個体の資質とエンカウントすることで、溶け合い、新たな年輪となります。自在性の向上です。その様子は、「スクリーン映像」としての、「こころ・ことば」で察知されます。したがって、自由連想によって「こころ・ことば」の、内実が変化してゆく、と見なしても差し支えありません。その様子は、自然界にある物質のすべてが、時とともに変質してゆく「諸行無常」と同じです。ヒトはその自然の摂理に抗うべく、「文字言語」を発明しました。文字言語は、「変化しない」という本来の使命ゆえに、自由連想法でも精神分析治療でも、変化しません。不要になったら、「棚上げ」するか、新しい役割を与えるしかありません。「不立文字」を旨とする、「禅」が、一見矛盾する、膨大な文書を残している、ことが参考になります。「道具」です。

そう考えたとき、「治療者も、種々の生育過程を持つ点では、似たような個体である」ことが、事態を錯綜させ、精神分析治療は、「治療者それぞれ、百人百様の治療論と技法と、が必要になる」のが納得できます。ここを解決するには、「いのち」はその本質として、エンカウンターの志向を持つ、がヒントです。病はエンカウンターのつまずきなのです。

エンカウンターを志向して、躓き混乱している「いのち」。さらに促進する、自由連想。フラッシュバックへの対処としての抱え環境。その三つさえあれば、生身の治療者は、必要でないのです。哲学者のカントや西田幾多郎は、散歩という抱え環境、によって、エンカウンター作業と溶け合いを達成しましたし、多くの修行者は、滝行や読経などを活用します。それを真似て、「一人で精神分析療法」、が可能です。二人で行うがゆえの、不必要な副作用と停滞と、を避けることができます。

精神分析療法の寝椅子を真似て、布団の上に仰向けになり、「ツボ相対」の姿勢になります。「円環に浮かぶ身体」の状態で、全身をゆっくり開閉しながら「自由連想」をします。自分で自分の連想を味わうのです。治療者という他人が介在しないので、ツッコミのやりすぎやピント外れがなく、いまの「いのち」に、ほどよい深さの、エンカウンターと、「ツボ相対」による、フラッシュバックの鎮静効果があるので、「副作用」の少ない、本質としての「精神分析療法」になります。気が向いたときやれば、毎日やっても、やり過ぎると、連想が湧かなくなったり、やる気がなくなるなどの、自然な制御、が機能しますから、安全です。とはいえ、「魂の重労働」

ではありますから、日常生活の活動で精一杯の時は、①のうつ伏せの「ツボ療法」をして、疲れをとるだけにしましょう。①は「革命」でない、ただの「現状維持健康法」です。

38.「振顫無尽」と「舌トントン」融合

民間療法界の天才、野口晴哉師は、「意識界で作動する錐体路系の活動は、無意識界に潜む錐体外路系の、膨大な活動に支えられている」との発想から「活元運動」という体術を考案され、「野口整体」の究極の術式となっています。ほとんど、「万病に効く」効果があるようです。ただし、師範の方々の「活元運動」を、インターネットの映像で眺めていると、意識的な動きの要素が大部分である、ような印象があり、不満でした。そこで、無意識的な動きの誘発法を考案し、「振顫無尽」と名づけて、『心身養生のコツ』に載せました。その時すでに、パーキンソン病などに見られる、自然発生的な、「症状」としての振顫やピクツキは、自然治癒力の表出かもしれない、との連想はありましたが、無意識レベルの「振顫誘発」、はなかなか難しいので、そのままになっていました。他方、これも『心身養生のコツ』に書いていますが、「気持ちいい・悪い」の判定法として、「舌トントン」を開発しました。これは自分自身の舌の動きを使うだけで、他の身体動作を用いませんから、「センサーとしてのからだ」と並んで、常用する「センサー」となっています。ふと気がつきました。「舌トントン」は意識しての動きですが、「速さ・滑らかさ」は無意識の作用です。だから「センサー」として使えるわけです。そこで、二つを融合することで、「活元運動」の変法として使えるのではないか、と考えて、以下の術式を考案しました。

①布団の上に、仰向けに寝ます。できるだけ、リラックスした姿勢をとります。ボクの場合は、下肢と両腕を開いた「降参」の姿勢が良いようです。

②その姿勢のままで、「舌トントン」を行います。意識的に動かすわけですが、「速さ・滑らかさ」は無意識界です。

③舌のリズムに同調させて、四肢の筋肉を細かにリズミカルに振るわせます。意識的動きです。少し慣れたら、体幹を含むすべての筋肉を同調させて振顫します。絶えず気を配って、全身が脱力しているように心がけましょう。

④不思議なことが起ります。舌の動きの「速さ・滑らかさ」が向上するのです。振顫動作が「気持ちいい」との反応です。舌のリズムに、意識的な筋肉振顫のリズムを同調させます。「無意識界への同調」です。

⑤長短はいろいろですが、通常数十秒で、「舌トントン」の「速さ・滑らかさ」が低下し、遂には動かなくなります。「センサー」が、「もういい・充分だ」と言っているのですから、意識的筋肉振顫も、追従します。終了です。

⑥「センサー」としての「舌トントン」は、「気持ち悪い」の反応を出しているわけですが、いま一つの「センサー」である「入江フィンガーテスト」をしてみると、「スルスル」です。いまは、最良の「気持ちいい」心身状態なのです。

⑦寝たままで周囲を見回すと、いままでになく、「クッキリ」見えます。立ち上がって歩いてみると、「動作の切れ味」が新鮮です。八六歳の心身が、「若返った」気分です。

⑧少し慣れると、いつどこでも、全行程を行えます。名付けて、「暇つぶし、若返り法」です。個人の趣味の「健康法」としては、自覚的な「若返り感」、で充分ですが、客観的数値が欲しければ、「三〇秒間に足踏みを何回できるか」などは、パーキンソン病の人でも、危険のない指標でしょう。振顫の目立つ患者は、パーキンソン病の進行が緩徐である、との臨床上の印象があるそうです。何だか嬉しい傍証です。待てよ、震顫を停める薬物治療で、痴呆が進行する、というデータがあるだろうか。まさかねえ。

39.「自然治癒能」のための「心身往復法」

インターネットで、飯倉康郎先生による「外来患者の強迫症状に対する行動療法」という講演を拝聴して、具体的なやり方を、細かに教えて戴きました。先生の実地での導入のやり方が、丁寧で細やかで、山上敏子先生の恩師、ボクも一度お会いしたことのある、ジョセフ・ウォルピ先生の、慈愛と思慮に満ちた風貌と、山上先生の至言「治しやすい所から治すのヨ」が、弟子である、飯倉先生に受け継がれていることを、嬉しく思い、加えて、ウォルピ先生の「系統的脱感作法」の発展形である「暴露反応妨害法」が、しばしば、「優しさ」を欠く実態になって、効果が芳しくないのは、治療者自身の性格のせいもあるかと思いました。ことに、わが国では、日本語訳、「系統的脱感作法」は、感覚に焦点を当てたニュアンスの名称で、「暴露反応妨害法」という訳語は、いかにも「行動的」なニュアンスなので、「内省」を苦手にする治療者、を呼び寄せているせいもあろうかと推測します。治療技術は、「生身の師匠から、直に受け継がれねば、魂を失う」の例証であろうと連想します。ところで、さまざまな精神病態において、強迫症状は併存するのだと聴き、「なるほどそうだなー」と思い当たります。しかも、病態は異なっても、ほぼ同じ設定での「行動療法」が可能なのです。

「病」の治療では、同じような有効な治療を行っても、治り方の経過は「患者それぞれ」です。また、子どもは症状が激烈で、治りが速く、高齢者は症状がおとなしく、治りが悪く、「こじらせ」という慢性化、が起こりやすいのは、個体が備えている、「自然治癒能」の差であると、理解されています。そして、日頃の「養生」習慣は、「自然治癒能」を増すので、何の病気にも有効なのだ、と言われます。どうにも「隔靴掻痒」の理窟付けの気分です。他方、さまざまな「感染症」に対する「発熱」が、「免疫能」の活性化、と関連するらしいとも聞きます。連想は飛躍し、「不安」として感知される、生体のある種の「不全」状態を、「感知し、処理しようとする」傾向、を持つ「個体」あるいは、その種の「生理機構」が優勢の、「個体」があると、病態の如何を問わず、「心身システムの歪み」への、「自然治癒能」として発動される「活動」、は病態の質を越えて、共通するかもしれません。そのパターンを同定するための、「テスト」が考案されると、「健康な」時点でも、その個体の心身が「歪み」を生じた際に「不安⇩強迫」という状態を呈する体質である、ことを予測できるかもしれず、その個体のための、「不安強迫資質者の日常の養生法」、を開発できるのかもしれない、と連想は拡がります。

インターネットを散策していたら、「暴露反応妨害法」のアンチとして、「ウォーキングセラピー」、というものに出会いました。ただ、歩くだけの心身療法で、日本語訳のテキストもあり、安価ですから、購入をお勧めします。ひょっとしたら、この「ウォーキングセラピー」の効果も、「ウォーキング親和体質者の日常の養生法」として、並列できるかもしれません。広く行われている「健康法としてのウォーキング」も、資質としての「適・不適」があり、逆の「無為健康法」が有効な体質なども「あり」かもしれません。これまでは、抽象的でつじつま合わせの、役割に堕している、「自然治癒能」を、「増進・活用」という文脈に載せることが、できるかもしれません。

ボクは精神分析療法の「自由連想法」や、西田幾多郎やカントの散歩や、閉鎖病棟の廊下を黙々と歩き続ける、慢性の統合失調症の人の姿、何より、自身の体験から、目的なく、連想しながら歩く「雑念散歩」を考案し、『心身養生のコツ』に紹介しています。「精神健康法としてのウォーキング」です。残念ながら、多くの人に勧めても、誰もしてくれません。

今回、本格的「心身健康法」として、「心身往復法」なるものを考案しました。「雑念散歩」改良版です。要点は①全身の弛緩、②内側への専心、で、「素人のための坐禅もどき」です。

用意するもの：静かな寝室、古いバスタオルで作ったストレッチ・ポール（『心身養生のコツ』参照）、体を締め付けない衣類。

①全身の弛緩：ストレッチ・ポールを背骨にあて、南枕で寝ます。まず、「ユニオンジャック」

のイメージ（本書の14「万能トレーニングジム」参照）で、すべての骨をバラバラにします。すなわち、すべての筋肉の「リラクゼーション」です。わずかにモゾモゾすることで、弛緩を確かめます。弛緩ができると、全身の細部まで、注意を配ることができます。次に、両上肢を垂らした姿勢、すなわち普通の歩行姿勢にします。そして、ウォーキングの動作をすると、すべての骨と筋肉を参加させる、ウォーキングになり、気分としては「空中ウォーキング」です。

②内界への専心：言い換えると、「感じる・思う」です。「雑念散歩」や「ウォーキングセラピー」では、すべての骨を動かす、のは難事です。何よりも、外界に注意を向ける必要があります。「空中ウォーキング」では、外界無視で、二種の注意だけで済みます。すなわち、①体内を隅々まで「感じる」、「体が感じる」です。②「思い・記憶・連想」いわゆる「内省」、「こころが思う」です。

はじめは、二種の注意それぞれの間で、意識を「往復」します。その際、「こころが感じる」と「体が思う」と、意識の役割交替を、ぼんやりと思うのがコツです。そのうちに、「往復」が薄れて、「同時」になり、「溶け合い」になり、「いのちが感じ・思う」となります。「悟り」に近い心身、だと思います。そこから、何らかの「考え」を導き出そうとしない、ことが肝心です。むしろ、「いつの間にか眠ってしまった」が最良です。心身が統一されると、日常の連想が、素直・新鮮になります。「自然治癒能」、の自足です。

③「心身往復法」の本質は、さしずめ、「いのち分割資質者のための、日常健康法」でしょうが、知性化社会の悪弊、への対処、言い換えると「自然保護法」ですから、文明社会の、どんな病気にでも、治療中でも有効です。合わない資質の人、つまり、「知性化資質者」は、「つまらない」と止めてしまうでしょうから、無害です。恐らく、「不安強迫資質者の日常の養生法」、としても使えます。お試しください。

40. 腎系気功

偶然、インターネットで、「正座健康法」という、優れた整体法を見つけました。何しろ、毎朝三〇秒の正座の習慣で、骨格を整え、内臓から自律神経にまで、健康にする効果があります。金聖一という方の考案で、著書もあります。お勧めします。まず、インターネットで検索して毎日試して下さい。一週間で、効果を実感できます。

ボク自身も試して、その効果を体験しました。しかし、数日して気が付きました。ボクは老化のせいで、肛門周辺の筋弛緩があり、正座の状態で「肛門を締めて引きあげる」、が難しいのです。若い方々は「正座健康法」に際して、肛門を引き上げるように留意して下さると、効果が、一層確かになります。

「正座健康法」の形は、「坐禅」と逆のようです。学生時代に、「坐禅」を習っていた時、「肛門を締めて引き上げる」を、再三言われました。「座布」という枕を仙骨部分に置きます。それによって、背骨が安定するのです。「正座健康法」では、「座布」は不要で、若い人は、自然に肛門は締まりますが、意識することで、効果が増進するのです。

「正座健康法」では、胃腸や肺や顔面が開放されて生き生きとなることが実感できます。だけど、ボクの宿痾である「腎」への効果が不明です。そこで、十二経絡の「少陰腎経」を参考に、座法を考案しました。

まず、「正座」の骨盤を崩して、顔を洗う動作でお馴染みの、両掌で水を掬う型、を両足で真似ます。お椀のイメージです。そこへ、「骨盤」をスッポリ嵌め込むイメージです。その第一の効果としては、骨盤の下方が締まり、上部が開きます。「肛門を締めて引き上げる」が容易になります。

両足で作ったお椀の構造のせいで、骨盤は、僅かに前方回転しながら前方へずり落ちます。そのことは、脊柱全体を一センチ足らず、前方へ移動させ、脊椎の個々を、僅かに前を下げ後ろを上げます。それは頭蓋骨にまで波及し、「目がパッチリ」します。そうでないときは最初から練習のやり直しです。

「目がパッチリ」が達成されたら、身体の内部知覚がシャープになっていますから、いよいよ、「腎系気功」の練習開始です。

十二経絡のうち「少陰腎経」は、足底の「涌泉」に発します。「体内知覚」ができていると、「涌泉」から足首の内側を回り「脛骨・大腿骨」の内側を上昇し、「仙骨の内部」から「坐骨・腰椎」の背側を通って「腎」の内部を貫き、さらに脊椎両背側を上昇して、「頸椎」背面を上向して頭蓋に入り、「視床」の背面に至ります。ここまでは、古典の「少陰腎経」の流れと凡そ一致しています。これから先がボクの気功の独創です。

「視床」とおぼしきあたりの背面を上昇したら、「百会」に達する直前に、脳内で、前方にカーブして下降し、眼球の内側を貫き、上顎から舌先を通って（舌先を上顎に着けておくことが重要です）、「甲状腺」を貫き、「鎖骨」の中ほどから下縁に添って流れ、「上腕骨」の外側「尺骨」の内側と流れ、「薬指」の小指側に達します。ここからが、ボクとしては、「大発見」です。

坐位で行っていますから、両腕を身体の側面に垂らしています。ここで、両の薬指の先端を「涌泉」に近いところに置くと、薬指の小指側からの「気の放射」が、「涌泉」と繋がるのです。つまり「少陰腎経」が円環になるのです。試みに微かに薬指を動かして、「薬指からの放射」と涌泉とを繋いだり切り離したりしてみると、心身全体の「気持ちよい・悪い」がハッキリと変化します。はたして、目的としている「腎機能の改善」をもたらすかどうかは不明ですが、この「気持ちよさ」は捨てがたい、と思っています。

なお、熟練すると、どのような姿勢でも、薬指からの気の鍼と涌泉を繋ぐだけで、「気の循環」を行えます。その水準まで修練して下さい。

第六部　治療する

41. 治療のための基本仮説

「生きている」在りようは、資質が体験学習によって膨らんでいる状態です。どんなに練習しても、わたしたちは空を飛べないのです。だけど、その論理を突き詰めると、陶芸における土選びにまで、連続します。適切な陶土無くしては、人間国宝の陶工も、なすすべがないのです。思弁は、「生命誕生の謎」のところまで突き進むことも可能ですが、いまは、そこまで極端にはしらず、「いのち」という不可思議な在りよう、を前提にして、考えてみましょう。

「いのち」という現象は、すでに、「体験学習」を内包しています。「遺伝情報」は「進化の歴史」である、とはその謂いです。だけど今は、そこまで極端にはしらず、「それぞれ、少しずつ個性的な資質、を付与された個体」を出発点にします。当然、植物も含みます。

出生以後の体験学習とは、あらかじめ付与されている「資質」、との関係・関わりが生み出す現象です。そして、新たな「資質の如きもの」として、内在化されます。「瓜の蔓には茄子はならぬ」「品種改良」の重視です。その視点は、農業や養殖漁業や畜産で、活用されていますが、優生思想という、おぞましいアイデアを産んだこともあります。目の前の「個体」に奉仕する、「養育や教育や医療」、とは相容れません。ただし、「臓器移植」に際して、「移植される臓器も、いのちである」に注目することで、「二つのいのちの相性」、という視点が有用になるときもありましょう。

一個の個体が、ある外界と出会うこと（関係・関わり）により、「体験学習」が生じ、それが内在化されて、新たな、「資質の如きもの」となります。内在化されたものは、類似の外界、との出会いに際し、呼び出され（フラッシュバック）活用されます。だから、「体験学習」と呼ばれるのです。体験学習は、古いものから、層構造で蓄積されますから、次なる関係の場には、場に相応しい質の、パターンのうち、より新たな「体験学習」、から順番に呼び出され、些少の改変を添えて、活用され、再び内在化されます。「健康な成長」です。これは、動物全般、おそらく植物にまでも汎化できる、「いのちの姿」です。すなわち、「無意識界」です。

「無意識界」の動きは、「フィードバックシステム」です。「結果が原因を制御する、ことによる安定」です。自然界の安定、の基盤です。というより、「フィードバックシステム」を欠いた・失った、ありようは、すべて崩壊し、消滅した、のが自然の歴史です。その結果、現存する自然は、無数の「半閉鎖的フィードバックシステム」の集まりです。「完全に閉鎖的な、フィードバックシステム」は、より大きな「フィードバックシステム」から、排除されるからです。「いのち」は、その中の優等生です。そして、無意識が本質である、「いのち」という「フィードバックシステム」、に奉仕すべく出没するのが、「意識」であり、その機能は、「効率よい学習のため」です。

古来の賢人・宗教人とは、「意識は、いのちの部分機能である」、ことに気づいた人々です。みな、無意識界を、「重視・尊重」し「活用」する、ことを工夫してこられました、いずれに重点を置くかは、人それぞれでした。現代科学を「重視・尊重」する人々は、「無意識界」を、「内なる自然」だと対象化し、「探求し、解明し、活用する」対象としました。「精神分析」が代表する、「心理学」の誕生です。

「意識界」に身を置き、「自然を解明する」、を人生の主幹としていた、科学者の多くが、晩年には、「宗教心」に目覚める、という例、は溢れています。人の「いのち」への援助、を専らにしている、「治療者」の多くは、比較的若い時分から、「いのち」という名の自然、ひいては「無意識界」、の尊重に傾きます。「尊重・連帯」です。自分自身の、「内なるフィードバックシステム」の作用です。これを、早くから、治療の「方法」として取り入れる「技法論」は、自他にとって有益で、治療者としての「初志」、に叶うだろうと思います。

新しい「技法論」、をお話しする前に、必要不可欠の、「感受性訓練」をして欲しいのです。まず、よちよち歩きの幼児が、何かを達成できたときに、全身から発する、「ハッピー感」を、繰り返し味わってください。「いのちの輝き」です。ついで、「花のつぼみが開こうとしているときの味わい」、「発芽したばかりの種子の発する気」、を「自分のいのちと交流する」気分、で眺めて「溶け合って・一緒にいる」、つもりになってください。「技法」のすべての瞬間に、必要なセンサー、の「育成」、正確には「再開発」です。

技法の要諦は七点です。①最初に出てくるものは、その人の、最新の対処法である。それを援助する。②「ことば」と「ふるまい・雰囲気」が、同時に出ているから、ふるまいを援助しながら、形としての、「ことば」を尊重する。「ことば」は、「建前・看板・本人の総括」だからです。③「ことば」と「ふるまい・雰囲気」の一致が生じると、こちらに、小さな「ハッピー感」が生じる。「小さな治癒」、を察知したのです。新たなテーマの出現、を期待します。④テーマとなっている事象への、本人の自発的な対処法、がテーマとなったら、できるだけ小さな改変、案を提示してみます。それは仮説なので、当人の反応こそ大切であり、「感受性訓練」の発揮どころです。⑤自主独立の動きを、「健康な冒険」、と位置づけ、その成否を、二人で楽しみにし、成功と失望とを、「共感」のチャンスとします。⑥治療者の保持する、「知識・理論・技法」は、当人の不安の少ない時、を見計らって展示します（不安なときに提示するのは、有害）。逆転移感情の提示も、この時が安全です。⑦治療の終結、は常に中断です。患者が生涯続ける、「体験学習の旅」の一時期、治療者として、同伴したに過ぎません。

42.「共感」の方法

ヒトの在りよう、やヒトの作品に接しての、重要な反応、として「共感」があります。それは、「生ずる」ものですから、「方法」という作為、とは相反します。

治療という営みは、確かな技術、の錬磨を目指しますから、自然現象である、「共感」を排除する訓練、になりがちです。ですから、治療訓練にあっては、確かな技術、と豊かな共感という、しばしば相反する、目標が唱えられます。二本立てです。技術修練のほうは、輪郭が確かであり、上達への「方法」、も整っています。共感、は修練という概念に馴染みにくいですが、優れた先達、の振る舞いには、二本立ての姿が、具現されてありますから、経験の試行錯誤により、共感が豊かになるようです。ボク自身にとって、二本立てを巡る試行錯誤、はメインテーマでした。

最初の練習は、すでに生じている情緒反応、すなわち逆転移反応（共感はその一部です）の察知でした。これは、精神分析を中心にした、対話精神療法、の必須技術です。誤解している人があるので、あらためてお話ししておきますが、こちらの逆転移反応は、患者の本質のみ、を反映しているのではなく、両者の関係の本質や、場の本質、を反映しているのです。ですから、逆転移反応を失認して行われる、治療者の働きかけ・語りかけは、とんでもない、ピント外れだったり、時として、強烈なダブルバインド操作、となったりするのです。すでに、ダブルバインドに起因する病理、を抱えている患者、側に引き起こされる、混乱は強烈です。対話精神療法の副作用、の最たるものです。この「すでに存在する逆転移反応（共感を含む）」の、察知の訓練、という「方法」はあります。ヒトやヒトの作品、なかでも、言葉や文章に接した直後の空白の時間に、内側に湧いている、「コトバにならない感興」、に注意を向ける習慣です。「余韻を味わう」です。熱中した面接の夜の夢、などは、「逆転移」の探索、に重要な「方法」ですが、時間が離れると、「余韻」の濃さが薄くなり、コトバが優位になります。ボクは、「直後の余韻を味わう」を続けることで、「関係の雰囲気」、を認知するだけでなく、自分に頻回に表れる感興、を手掛りに、「相手変われど、主変わらず」すなわち、自分の精神の癖、を把握してきました。この意識配分は、身につき、治療技術を駆使している瞬間にも、傍らで、「ご意見番」のように、寄り添っていられるようになり、これで、ボクの面接技術は完成した、気分でした。

自分としては、「革命的」な進歩が訪れたのは、コロナで引きこもりの日々、テレビの「俳句」を観ているときです。投稿者の作品を、選評者が批評しているとき、無論、言葉の細部や、句が運んでくるイメージや感興が、話題になりますが、それだけでなく、作者が句を発する直前に、味わっていたであろう気分、が話題になり、句は（いくらか）「過去」の扱い、になっているようなのです（むろん、評者がとりあげているイマは、句の過去ですが、流れの描写としての、イマでもあります）。そうした俳句の味わいを、堪能しながら、気がつきました。「コトバが発生する直前の空白、とコトバが結実する瞬間、の気分」が重要であることです。これに比べると、ボクの技術は、「直後」の把握であり、いわば、「手遅れ」の気付きでした。新しい気付き、から生み出した工夫、を以下に述べます。一言でいって「気持ちいい」ものです。

練習の手はじめは、俳句の選者を真似て、文章のはじめの、その前の、空白の時間での、書き手の心身の雰囲気、を空想する習慣です。手紙を読むとき、が練習の好機です。従来の、「行間を読む」の、先鋭化です。阿吽の返書が書けましょう。

次の訓練は、対話に際して、相手のコトバが発せられる瞬間、すなわち、無音と有音の瞬間、の感興を感知する習慣です。これを続けると、次に発せられた、「音と音の集合としてのコトバ」、の雰囲気・含意、が察知できるようになり、遂には、無音の時点で、続いて出る音とコトバ、を微かに予測できるようになり、予測が的中すると、ズレの少ないコミュニケーションが成立している、との安心と歓び、が湧きます。それは、本来の「共感」を深め、細やかにしますが、決して、歪めるものではなく、むしろ、誤解・ピント外れ、を防止します。

ただし、健康な心身相互間の、通常の対話では、ピント外れが、画期的な治療効果、を挙げることが少なくないのです。プラセボ効果ではなく、異文化体験の豊饒性です。治療関係の中でも、同様の新鮮・健康な異文化体験は起こりえます。「患者は治らなくても、治療者は治る」の大部分は、それです。

43. 明るい精神療法

「後悔を、先に立たせて後から観れば、杖を突いたり転んだり」、という都都逸があります。ご存じの、「後悔は先に立たず」、のパロディです。先の無い老人には、振り返る作業しかありませんので、「振り返る」日々です。当然、「悔いの歴史」です。まあせいぜい、「楽しい・誇らしい記憶」、だけに注意を凝らすことで、慰めとしています。そこには、幾分かの無理があることは、お酒が入った時の、「愚痴」の出現、が証明します。リラックスして、自然になって、「後悔」が噴出しているのです。酔客相手の、水商売の人の、応対の定石は、「その時は、そうするしかなかったのよ」か、「そこが、貴方の良いところなのよ」、あるいは、「そんな苦労をして、いまの生活を作ってきたでしょう?」など、「良いとこ探し」の志向です。「話している当人」の、「いいとこ探し」が、客商売のコツです。時には、「わたしが、愚痴聴いてあげるからさ、はい、もう一杯」と、話し手その人へのサポート、をすることもあります。それらのいずれも、「未来の乏しい老人」には、うってつけの精神療法です。

ボクらの客である、「患者」役割の人は、未来を夢見ることができなくなっているせいで、「後悔」優位になっている、都都逸の状態です。「疑似老人」です。精神療法も「療法」ですから、本質は、サポート作業です。冒頭の都都逸の中に、サポートの目の付け所、が三点あります。「杖」と「転ぶ」と「観る」です。①杖は「対処法」であり、対処法の探索行動、は精神療法となります。②転んで立ち上がったから、今があるのですから、「工夫・学習」の歴史、があるはずです。③「観て、治療者に語る」というのは、典型的な、「状況から観察者を解離させる、対処行動」です。

「治療者」役割、にいる我々は、三種のサポートの、どれかを第一選択とする、のが賢いです。①を選択した場合は、当人が選んだ杖は、その人の資質と成育歴史からは、最適あるいは唯一、のものであった可能性を探り、それを多少改良することで、当座とこれからの、「杖」として用いる、からスタートする、という指向、が適切です。「改良」の中に、「反省」の気分を活かすのです。②を選択した場合は、「立ち上がるのに役立った、自身の試行錯誤や、他からの援助や、幸運を探す作業で、当面とこれからの、立ち上りの方法、を探す作業になります。③からスタートする場合は、「観る・理解する・他者に語る」作業の、歴史を話題にします。歴史上の援助者、との関係が、重要な話題になります。

どこからスタートするかが、技術者としての技量ですが、これには、コツはありません。助言としては、「絶えざる試行錯誤」で、「勘・感性」を磨くしかありません。ただし、①②③を意識し、試行錯誤しながら経験を積むと、自分自身の「治療者」として・人としての、歴史に、冒頭の都都逸がしっくりするものとなり、これまでのボクの論述が、有用になります。

水商売の人は、応対が手詰まりになると、「お客さんは、立派なお子さんやお孫さんがあるし、そんなに思いつめないで、未来をみて、ね」と、説得に掛かったり、「さあ、もう一杯飲んで、くよくよ、を忘れて」と、アルコールという薬物、を奨めたりします。折角の当人の、「自己精神療法」を辞めさせて、店の売り上げを伸ばす、方に切り替えます。ボクらは、もう少し、この分野の専門家なのですから、なにもかもチャラにするのでなく。「在るものは、なんとか役立てよう」と、明るい姿勢を維持すると、「苦労は身のため」「豊かな人生」となります。

「方法」は、「小手先の技術」です。しかし、①②③の選択が自然にできるようになった人は、技術を卒業します。客の話に頷きながら、いつもの酒を、静かにグラスに注ぐ、老練のバーテンダーや、客の好みの小鉢を黙って差し出す、女将の在りようです。そこには、「共感」がありす。①②③の技術修練は、技術を超えた、ベテランの「共感」、への道程です。通常の「同情・共感」は、本質として、「こちらの勝手な思い込み」、の性質があります。技術が「身につき」、無意識化することで、「相互共有としての共感」「ともにある」「関係を生きる」、の原意が達成されるのでしょう。「しょせん技術」「されど技術」です。

44. 方法

二〇二二年の、日本精神神経学会総会は、福岡大学が担当され、同じ九州というご縁で、ボクは、「先達に聴く」という、昔話を披露する役、を頂戴しました。「温故知新」という意図、も秘められているのか、と連想しましたが、それよりも、「育ての親」西園昌久先生と、同じ役割を頂いたことが、この上ない悦びでした。ボクは現在の自分の到達点を披露して、師匠に見てもらおう、と思いました。「学理より、方法」が到達点です。学生時代から、一途に修練してきた、「精神分析」の世界、での到達点です。昔、「精神分析の外に出まいと思う」という、エッセイを書いたことがありました。「理と方法との、絶えざる対決、が活きている」、が精神分析という文化の、優れた特質である、と思っています。「理」は、油断すると固まりやすく、「方法」は、固めようとしても、現場の力で変化されやすいので、「いのち」と同類です。

理に従属せず、理の展開を養成する、のが方法であり、豊かな未来をもたらしそうな、「変化・発展を秘めた」方法、の特徴は、「見かけがシンプルである」、がボクの好みです。「粋」と言います。その典型例として、「靴下を脱いでごらん」、を語る予定にしていました。『「心身養生のコツ」補講51～104』の第57講、「足を手のように」の冒頭、「素足が自然」の、以下のような延長です。

最近、下駄を履かなくなり、靴だけの日常になりましたので、靴下を履きっぱなしの日常、になっています。試しに、靴下を脱いでみると、足裏が踏みしめている、「畳・床・カーペット・湿り・温度」など、今までは意識しなかった、感覚が味わえます。それは、当然の現象です。驚くべきは、この生活を、三日ほど続けると、「視・聴・嗅・味・触」の五感すべての、「肌理が細やか」に成長しているのです。何のことはない、靴下で足を包む生活は、的確な、「感覚鈍麻トレーニング法」なのです。

ここまでが、準備段階の発想でしたが。抄録集で、西園先生の演題、「皮膚自我…」を拝見して、モヤモヤが始まり、学会終了後も、続いています。「テーマは皮膚だ」、と視点が移ったからです。試みに、下着を脱ぎ、パンツとTシャツに代えてみると、目がパッチリして、音の聞き取りが細やかになります。今も行われているのでしょうが、「ヌーディスト」運動、というのがありましたが、一層、心地よいでしょうから、病みつきになり、抜けられない健康法だろう、と思いました。「和太鼓」の演奏が、赤褌一本で行われるのも、細やかな感性を保持しつつ、太鼓を打つのに、欠かせないのだ、と納得しました。

ふと気になり、インターネットで検索すると、「皮脳同根」という言葉があり、ともに、外肺葉起源である、との考えや、「皮膚は第二の脳」、という考えでの著書、などが紹介されています。ボクは、「理は無粋」と、好みに合わないので、本は読む気になりません。学問と縁が薄い、性分です。代わりに、原始の単細胞生物の細胞膜には、「身を守りつつ、外界と交流する」、「守・破」の機能があり、そこに、目や耳や鼻が生えてくる、イメージ、で事足りています。「単細胞の、ボクの細胞膜が、外界と交流している」空想は、ボクらの「診療技術」を、活き活きとさせ、さらなる連想を導く、「粋」な方法だ、と気に入っています。

学会は「理に奉仕する方法」、の分科会が目白押しで、「方法に奉仕する理」、の分科会は少なく、少ない分科会に、人が溢れていました。学会の追求する「理」は、究極・本質としては、「方法」に奉仕する志向、の上に在るのですが、「落ち着いて待っているのは耐え難い」、と感じている会員、が多いのでしょう。会員の質のせいよりも、一般会員が置かれている日常が、「危機感・無力感」、に満ちているせいであり、それが表れているなあ、と連想した学会でした。師匠のコトバ、「うん、君の考えは分かった。だが、ともかく、患者は困っているんだから、なんとかせにゃ」と言われて、「指導とは言えん」、と不満に思った、六〇年前を、懐かしく、昨日のことのように思い出します。

45.「い・ま」

最近、ZOOMでの講演が増えています。互いに顔が見えて、対話もできます。技術の進歩にびっくりです。当然、ZOOMを使っての「心理療法」、が模索されています。そこで連想しました。「対話」を、二種に分けることができます。一つは、会話の内容が大切である対話で、典型例は、裁判の法廷の場です。学会での対話も、似たようなものです。いま一つは、関係が大切である対話で、典型例は、赤ちゃんをあやすときです。刻々と変る関係の雰囲気が、両者にフィードバックされて、無意識裏に、次の行動を導きます。賢くて・熟練した育児者は、その相互関係を、微かに意識化できます、しようと努めます。その姿勢・在りようは、昔、「関与しながらの観察」と呼ばれ、精神科医必携の技術、と見なされました。あるいは、面接の場にいる、治療者・被治療者の関係の、熟成度を測る指標でもありました。その、精妙な行き交いは、ZOOM面接でどの程度失われ、変質するであろうか。きっと、その疑問を解くべく、両者の自律神経反応の、同調の程度を測定しながらの研究、が行われているだろう。通常の面接では、視覚は光の速度で行き交い、聴覚は音の速度で行き交い、それに、個々人の神経伝達速度の遅速、などの脳内プロセッシングの速度、が影響しているかもしれないが、ＺＯＯＭ面接では、使用されている、二個のコンピューター内の、プロセッシングや、空中を飛ぶ電波の雑音、などが加わるので、それらのもたらす、タイミングのズレは、「こころ」にとって、無視できる程度であろうか。など と、連想を遊びましたが、ふと現実に戻って、通常の対面の面接場面での、タイミングのズレ、のことを語っておきたくなりました。

発祥のころ、「面接」とは「調査」であり、情報収集作業としては、法廷の場の会話を模して、「正確・精密」が尊重されました。次いで「観察」が重要となりました。状況によっては、「観察」からスタートする、逆の場合もあります。精密な観察では、「刺激・反応」の状況、が最も信頼できる調査となります。「関与しながらの観察」の登場です。その際、相手の反応に対するこちらの反応、を観察することが、（法廷では排除されますが）精密な認知となります。

ここまでは、すべての臨床家の常識、になっています。ところが、「面接」が「調査」から発展し、「治療の手段」の役割、を期待されるようになり、「調査によって収集された事実」に加えて、面接場面での関わり、が重視されるようになりました。事態が深刻であるほど、面接場面そのものが重要である、と分かってきました。「ヒア・アンド・ナウ」が、治療において重要である、ことが認識され、認知行動療法への道、が開かれました。それは、喜ばしい発展でしたが、この標語が、面接者の感性の錬磨を妨げています。

大好きな、博多の仙厓さんの歌に、「いまという、いまなる時は無かりけり、まの時くれば、いの時は去る」とあります。「ヒア・アンド・ナウ」の本質は、流れの一瞬なのです。治療者と患者は、めいめいのニーズを抱いて、対面します。相手の反応にこちらが反応し合う、ことが行き交います。通常それは、互いの前意識で、進行します。その前意識の行き交いを、絶え間なく察知しようとし、かつ、察知によって自らの反応が変化する様子、をも察知しようと努めるのが、治療者の、感性の錬磨であり「きめ細かい面接の技術」です。言い換えると、流れゆく「ま」、に注意が保持されていることが、面接のコツです。

技術錬磨のための方策、を提案します。患者の発語の最後の音、が消えてゆく瞬間の、音と表情・振る舞いの様子、が醸し出す雰囲気、に注意を凝らします。そして、その雰囲気と、対応して自分が発する声の、最初の音と表情・振る舞い、が醸し出す雰囲気とを、連続させ、調和させる、ことを試みます。話題の内容ではなく、雰囲気が「ま」です。話題が連続していても、「ま」の雰囲気・味わい、がずれている面接は、「マヌケ」です。

46. ペンフィールドのホムンクルス

京都在住の、ベテランの臨床心理士、竹村洋子先生から、京都府断酒会の記録、が送られてきました。先生はアルコール依存症者が家族に示す「怒り」は、「屈折した甘え」であり、「素直な甘え」に立ち返ることを、立ち直りの方策とし、ロールプレイ、役割交換、オープンダイアローグ、勉強会、などを通して、洞察を生み出す活動を続けられ、成果を挙げておられます。先生の講演の中で、「素直な甘え」に関して、おそらく世界ではじめて、「甘え」に学術の光を当てた精神分析医、土居健郎先生を引用しておられます。ボクは、生前の土居先生と、まあ親しいお付き合いと、ご指導を頂く幸運がありました。その体験などから、「甘え行動」は、相互の境界を薄くし、「溶け合い」の心身気分、を生むことに気づきました。さらに、「溶け合い」は、現実感覚を危うくしますので、幼児と母の関係では、母が、「現実原則に沿った、程よい制御」を行うことで、「安全な関係が維持されている」、ことに気づきました。ボクの「体験・観察」では、土居先生は、「相互の溶け合い」には、あまり気づいていらっしゃらないようでした。精神分析医の基本姿勢、「中立性」意識、のせいでしょう。先生のお弟子さんたちは、当然のことながら、先生を愛し、「溶け合い」が生じます。その時、優れている先生から見て、弟子たちの振る舞いは、しばしば、「我慢ならない」のが当然ですから、指導は、「コテンパン」にやっつける雰囲気、になっていました。これは、優れた人にしばしば現れる、「屈折した、逆・甘え」、の表現型です。先生のお弟子さんたちは、皆さん、優れた人々でしたから、「現実原則に沿った、母親の制御」、を引受けておられるようでした。愛に包まれた師弟関係が残り、制御を引受けないお弟子さん、は去ってゆきます。近年の、離婚率の増加、にそっくりです。

ボクの、六〇年の、精神治療者としての人生は、チャレンジの活動でした。精神療法治療者に避けられている病態、への挑戦でしたから、上手くゆくはずはなく、しばしば、立ち往生です。その時、立場が逆転して、患者が助言をしてくれたり、ボクをサポートしてくれて、事態が打開するのでした。そして何より、患者の助言が、ボクにとって有益であった、ことが、患者を支えて、元気になるのでした。つまり、向こうの治療技法が成功したのです。そこからボクは、「治療は、相互助け合い、であるのが自然」と確信し、折に触れて、患者に相談し、助言を求めるようになりました。

ある時、臨死の状態にある病者、の両掌で、取り囲んでいる家族一人一人の、顔を包むように、触らせる（子どものホッペを包むときの動き）のを、別れの挨拶にすると、瀕死の病者の表情が、

「幸せ」の雰囲気になる、ことを発見しました。

今回、竹村先生の記録を拝見して、連想が進みました。ペンフィールドの小人、ホムンクルスを思い出したのです。インターネットで検索してください。両掌と顔面が、巨大な、奇怪な姿です。簡単に言うと、大脳皮質と外界との情報交換チャンネルの量を表しているのです。顔面と両掌が、情報交流の大半を担当しているのです。これをヒントに、まず、認知症老人への接し方を考案しました。どなたか、試して下さると嬉しいです。

①認知症老人と瞳を合わせて、敵意の雰囲気が無いことを確認します。②互いの両掌を合わせて、表情の変化を見ます。話しかけてみると分かりやすいでしょう。良い雰囲気なら、③互いの掌で、相手の顔を包むようにして、老人の発語を待ちます。自発的な、新しい言葉が出たら、「バンザイ」です。うまくゆくと、「互いに溶け合う」雰囲気が、こちらの心身に感じられます。

竹村先生の世界に戻りましょう。上記の認知症老人への関わりを、家族でしてみるのも面白いでしょうが、まだ機能が残されている成人ですから、子ども返りで、「セッセッセのヨイヨイヨイ……夏も近づく八十八夜、トントン、野にも山にも……」などは、両掌を触れ合いますし、退行の雰囲気があります。退行は常に治療的です。アルコール依存も、薬物による子ども返り、の側面があります。また、家族で、「手を繋ぎながらの散歩」も、子ども返りでしょう。互いに両手で顔を包み合うのは、チョット人前では気恥しいでしょうが、「相互溶け合い」の雰囲気を味わい・センスを身に着けるのに、家でしてみる「宿題」にして、次回に報告してもらうのはどうでしょうか。「素直な甘え」の極致でしょう。いや、極地は「性生活」でしょう。「究極の触れ合い・溶け合い、ではなくなった性生活」も現代の侘しさでしょう。

47. 見る・聞く・語る・触れる

コロナ騒ぎと老齢のせいで、テレビ漬けの日々です。芸能番組は興味ないので、専ら、時事問題と、ドキュメンタリー番組を楽しんでいます。お陰で、足腰が弱りました。それはともかく、時事問題の討論会を視聴していると、お名前だけ存じ上げている、「識者」の方々の姿を拝見できて、世界が豊かになった、嬉しさがあります。討論の最中に、識者の方々の姿勢に、興味を持ちました。司会者は、当然の役割として、討論に参加している全員と、カメラの向こうにいるであろう視聴者とに、満遍なく注意を凝らしながら、発言しておられます。討論者は、それぞれです。視聴者に向けて語っている雰囲気、の方もあります。場慣れした雰囲気です。自分の意見を提示して、同席している受け手、に委ねる雰囲気の方もあります。自身の考えを点検し、味わう作業の方もあります。

もっと顕著なのは、他の参加者の話を「聞く」姿勢です、話し手の方を注視しながら聞く様子は、自然な雰囲気です。その人は、司会者と似て、参加者・視聴者に話しかける雰囲気で語られます。目立つのは、決して話し手を見ず、耳だけに集中して聞いている人です。論説委員など、文字世界で活躍しておられる「識者」が多いようです。「て・に・を・は」まで、正確に聞き取ろうと、注意を凝らしておられる雰囲気です。そのての人に二種があり、一人は、話す際も相手を見ない人で、これは哲学者の雰囲気で、討論会では、滅多におられません。出演依頼が無くなるのでしょう。二番目のタイプは、演説みたいに、自分の意見を押し込もうとする人で、売り込み・押し付けの雰囲気です。討論会では、スパイスやピエロの役割のようです。多くの「識者」は、聞き手の反応を見ながら、自分の発言を微妙に変化させておられます。「自然な対話」の雰囲気です。

偶然ですが、次の番組がドキュメンタリーで、大都会の生活に疲れて、山村に移住し、谷川の水を飲み・浴び、大樹に抱き付いて気をもらったり、裸足で走り回ったり、して元気になり、山村のためのボランテイア活動、を人生にしようとしている、二〇代の青年でした。最近、この種の番組が増えています。「触れる」が「いのち」を蘇らせているのです。

職業柄、ここでテーマとなっている、「見る・聞く・語る・触れる」は、臨床現場での直近のテーマである、と直感しました。四つの情報源は、外界との関わりの、全ルートから、「嗅ぐ・味わう」を除いた、すべてです。四つが同時並行的に機能しているのが、「全人的関わり」であり、自然です。特殊な場合に、特殊な理由で、情報の質量を減らす必要、が生じるのです。その事情に目を留めると、事態の構造が、明確になりましょう。システム全体の処理能力、を超えた情報や手段は、システムの破綻を生じます。「知るは悩みのはじめなり」は、知ることでの、生命システムへの負担と、成長のチャンスと、を示唆しています。ですから、被治療者のための、情報の増減操作は、治療者の治療行為・技術の、大切な部分です。現時点での、被治療者の処理能力、を診断する必要があります。技術者としての治療者の、熟練度に掛かっています。

他方、治療者の側の、情報処理能力については、事態は複雑です。治療者の情報処理には、制約があります。被治療者の「生きる能力」、に寄与する、「情報処理」でなくてはなりません。精神病理学の発展に寄与した、著明な被治療者の、人生の末路が、しばしば悲惨であった、と聞きます。ボクは昔、「九十九匹の羊を荒野に置き去りにして、ただ一匹のみを餌食にする」という、ビター・ジョークを拵えたことがありました。「患者は治らなくても、治療者は必ず治る」は、ジョークではありません。「体験」という情報、を活かす潜在能力、に差があるからです。そういう空論はさておき。精神分析療法での、「寝椅子を用いた自由連想法」すなわち、患者からは治療者が見えず、治療者からは患者が見える、という設定は、情報の出入力の点で、両者それぞれにとって、どのような影響があるのか。ことに、この非日常的な対人構造の、両者への影響はどうなのか、各人各様ですから、文献などに頼らず、二人の共同テーマ、にすることをお勧めします。

さらにまた、児童診療の現場で、好ましい情報交換である、身体接触が、事態を悪化させる場合が増えています。身体接触は、成人の臨床では、特別の目的を共有・了解した場合に限り、許容されます。痴漢は犯罪行為です。それら種々の、「触れる」の機能について、考えをめぐらすことが、必要な時代になっている、という気がします。ドキュメンタリーの、「触れる」を含め、コスプレ・刺青などが、急速に展開しています。身体が悲鳴をあげて、あれこれ、もがいている気がします。

48.「後の先」から「添う」へ

ボクの愛用している技法に、「骨を動かす」があります。神経痛や関節痛の人の、周辺の骨を摑むと、その骨自身が動きたい方向、が察知でき、軽い力を加えてあげると、骨が微かに動き、痛みが軽減したり、動きが楽になったりします。相手の骨の動こうとする意図、を察知して、それに合わせるので、武術の「後の先」の施術、と名づけていました。自分の内々での呼称です。

数年それを続けていて、何となく違和感がある、のに気がつき、辞書で確かめると、この呼称は、相手の動きの出鼻を察知して、「やっつける」コツであると知り、昔を思い出しました。精神分析療法で使われる用語が、「抵抗」「防衛」「操作」「抑圧」「攻撃性」「葛藤」など、闘いの味わいがあり、そのことが、治療全体の雰囲気を、「優しさの薄い」、しばしば「いじめ」の味わい、にしています。それに気がついたことが、精神分析の世界から離れはじめた、端緒だったのです。

「後の先」の出自は、武術ですから、「やっつける」は本分です。精神分析よりも純粋な、「攻撃」です。そこで、呼称を「添う」に変えました。精神分析の場合と異なり。「後の先」も「添う」も、他に言い立てる用語ではなく、ボク一人の世界、での呼称に過ぎないのに、あるいはそれゆえに、自分の「動き」に、影響が及んできました。

「後の先」を使っていたときは、「潜在する骨の志向を、こちらが読んで、こちらがその動きを取り入れ・強化して、治療する」、あくまでも、ボクの治療術の雰囲気でした。「添う」を使うようになり、「生体が懸命に努力している、その努力の方向に、こちらが援助する」味わい、に代わりました。その結果、力の入れ具合、施術の時間などを、細やかに加減するようになり、ボクと患者と局所にとって、「気持ちいい」、質・量、となりました。一言で言うと「技の洗練」です。

影響はそこに止まりません。対話を含む、すべての接し方に、「添う」志向が加わってきました。こちらの、「治療技法」のすべてが、「添う」の雰囲気、「控え目・柔和」な味わいとなり、患者の側にとっては、「副作用の少ない」、ボクの側には、「疲れが少なく、治療作業をして元気がでる」効果が生まれました。

さらに広がり、薬物療法の領域でも、効果の強さより副作用の少ないこと、を第一とするようになり、患者の持ち込む、栄養食品や民間療法にも、積極的に関心を持つようになりました。何より嬉しいのは、そうした、一見省エネ風の治療活動の中で、ボクの治療意欲が、益々豊かになっている自覚です。これもまた、「量より質」ということでしょう。

49. 豊かなる無為

いつも脳が忙しい、子どもでした。休むことのない脳は、不自由そのものでした。新鮮な連想は少なく、「反論・逆説」などの発想は、場に拘束されていました。「浅い」水準を抜けられない「不毛感」がありました。「精神分析」に魅かれたのは、「深さ」を求めたのでした。永い間、「精神分析療法」への、熱中と耽溺がもたらす「充実」、に酔っていましたが、気がついてみると、「反論・逆説」の癖を逃れられない、相変わらずの「不自由」であり、ことに、精神分析の世界で、次々に提示される視界も、新たな「枠」をもたらすだけで、それに依拠して語られる論調は、「被拘束感」という、不快をもたらすので、原初の「不快」の、再現となるのでした。生来の、「反論・逆説」という悪癖、を誘発するだけでした。ボクは「自由連想」という習慣だけを残して、精神分析から撤退しました。「エンカウンター」に魅かれたのは、「反論・逆説」という体癖の「善用」、の心づもり「自己容認」です。当然の流れで、治療の目標を、「各人それぞれの自己容認」、に置きました。「ロジャース派」や「エンカウンター」に同調する姿勢、になりました。その新たな姿勢は、「スーパーヴィジョン」の活動において、稔りました。

他方、自身の連想の「不自由」、は続きました。転機が生じたのは、「心的トラウマとフラッシュバック」の治療、が完成したからです。心身総合体としての、「いのち」にとって、新たな「体験」は、異物です。その体験が、「いのち」の活動に同化できると、「経験」と呼ばれ、事において「フラッシュバック」することで、「即応」する、「能力」となります。「いのち」の活動に同化できなかった、「体験」は「外傷体験」と呼ばれ、事において「フラッシュバック」することで、「回避行動」のシグナルとなります。その場合も、「いのち」の活動に寄与するわけですが、「蛇に嚙まれて、朽ち縄に怖じる」になると、「いのち」の活動を、拘束・縮小します。精神世界では、「連想」を拘束し、不自由にします。ボクの場合も、虚弱児で、人間関係に過敏であった資質ゆえに、「外傷体験」が溢れていたようです。

トラウマが、片手で数えるほどである場合は、個々を取り上げて、会話のテーマとすること、は可能です。従来の心理療法、が想定する図柄です。だけど、現実のトラウマ体験は、「連鎖」の構造であり、しばしば、人間関係の領域、でのトラウマですから、それの顕在化は、治療関係を混乱させます。次善の策として、「トラウマがひき起す不安状態」の、処理法の学習が、現実に有効な手立てです。治療関係を含めた、「いま・ここ」の人間関係、を和らげます。と言って、その目的達成のために、現在の人間関係を手立てとするのは、「神の技」です。他の手段を工夫せねばなりません。

即座に思い付くのは、「薬物」です。「酒の力を借りる」は、日常、見慣れた、工夫です。それなりに有効ですが、副作用があります。不安状態を、筋肉の弛緩で和らげるのも有効です。いま一つ、「気功」での不安処理があります。

ボクは、経絡治療をヒントに「五本指回し」「巻き簾の魔法」、気の活用として、「母におんぶ」「地球におんぶ」「樹木気功」などを考案しました。今では専ら、「筆の気功」を用いています。それについて紹介しておきます。**図15**をご覧ください。膝から下を「筆」と見立てます。足首から先が「穂先」で、そこに水が含まれているのを、両手を使って、足首の少し上から足さきまでしご

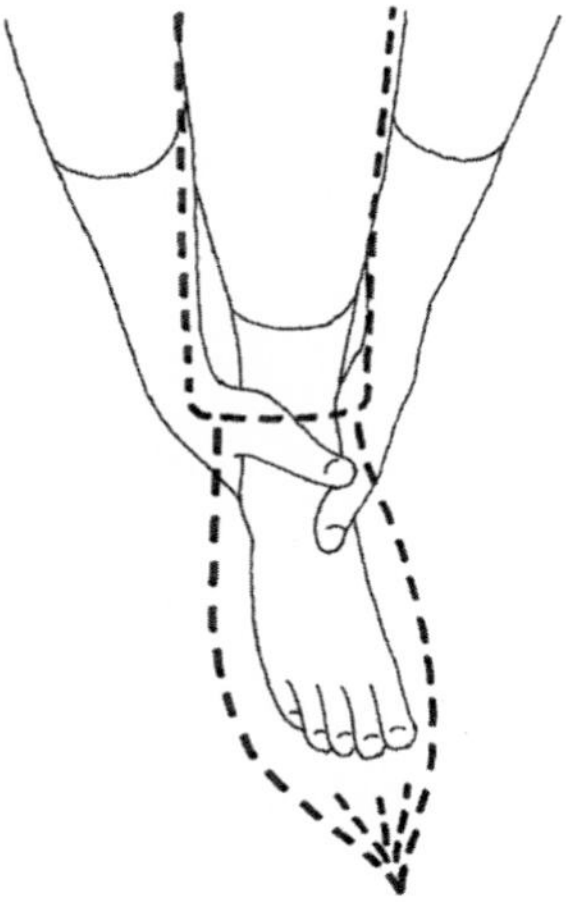

図 15

いて、水を搾り取るようにするのです。五回ずつ行います。しごいた側の脳が、爽やかになるのが、自覚されます。次に、上肢も手首から先を、同じようにしごきます。同側の後頭部と小脳が、スッキリします。

はじめは、「現に起こっているフラシュバック」、を鎮めるのに使いますが、何日か続けて、「フラッシュバック」が収まったら、「ワザと」、トラウマ記憶を思い出し、「フラッシュバック」を引き起こし、処理することで、「思い出してもなんともない」状態を作ります。これで、「フラッシュバック」の処理は完成ですが、次は、本番、「自由な連想」の育成です。

「自由連想」の重要性、を確信したボクは、カントや西田幾多郎を真似て「雑念散歩」を発想し『心身養生のコツ』に紹介しました。次いで、「巻き簾の魔法」で、「一人カウンセリング」を提案しました。トラウマの束縛を減らして、連想の自由を拡大する、試みです。今では、「筆の気功」をしながらの「自由連想」、をお勧めしています。「一人カウンセリング」の、一応の完成です。恐らく、微小な無数のトラウマ体験を「いのち」に馴染ませて、「経験」に変えていくことで、「いのち」を、豊かで強靭にするであろう、と期待しています。

その新しい「気功」をしていて、革命的な気づきがありました。幼児期以来の、絶え間ない連想が減り、「平和な空白」が生じたのです。しかも底に、いままで体験した記憶の無い、「豊かな落ち着き」があるのです。「反論・逆説活動の不要な」在りようです。思うに「反論・逆説」を含め、本質としての「自由連想」は、意識下に常在しており、必要なときのために、「スタンバイ」しているものの、意識野では、「すべて世は事もなし」、の心境なのでしょう。もっとも、これは、忍び寄る「認知症」の前兆、である可能性はありますね。それもまたよしです。

50. スーパーヴィジョンについての連想

なんの技術分野でも、先達が後進に指導すること、は必須です。指導の中で、現場での指導、は特に大切で、その手続きなしでは、「勘所」の伝承は、不可能・不十分となる分野があります。芸術の世界では、ガラス工芸などでは、科学的、知識・技術として、確立している部分も多いでしょうが、絵画制作は、科学化の遅れた分野です。医学の世界では、研究現場でも、「勘所」はありましょうが、臨床指導は、「勘所」の山です。それらを纏めると、「いのち」から切り離された、あるいは、とりあえず、「切り離されたものと想定して」取り扱える部分、については、指導が容易です。その点、「コトバ・振る舞い」は、「いのち」由来の、ものでありながら、「切り離し」が困難なので、指導が難事です。

心理臨床のスーパーヴィジョンの場合は、指導の対象たる、「コトバ・振る舞い」は、「近、過去の」「想起された」事象に過ぎず、「想起内容」にもとづく、「いのちといのちの」「関わり」を巡る「理解と、技術の指導」ですから、厳密には、スーパーバイジーという人の、「体験記憶」

を理解しての、「理解と指導」であるに過ぎません。「良質の噂話」の水準です。それに基づく、「教唆・指導」は、スーパーバイジーが「行ったつもり」の技術についての、「理解と指導」であるに過ぎません。といって、「現場での指導」は不可能です。良質のスーパーバイザーは、「行ったつもり」の「技術の記憶」と「生じたという、結果の記憶」の組み合わせから、「生じた関わり」を推察・推論して、好ましい考え方と関わり方について、助言することができます。あるいは、観察と理解のプロセスについて、検討することもできます。だけど、その助言は、行える資質を欠いた、現時点のスーパーバイジーにとっては、「絵空事」であり、せいぜい、「門前の小僧」が、お経を覚えて、口移しに唱える段階、にとどまりましょう。では、どのように行うと、実効のある、スーパービジョンになるでしょうか。

ボクは、永年のスーパーヴィジョンの経験から、運動競技やダンスのコーチ、を真似るのが良いと思うようになりました。コーチは、必ずしも、選手より優れてはいません。経験が勝るだけです。自分よりも優れた技量を育てるのが夢です。しかも、指導の現場は、「記憶」ではなく、「いま・ここ」に、具現しているのです。指導は、伝聞ではなく、「いま・ここ」の現実、に関わる作業です。さらに、スーパーヴィジョンの目的は、スーパーバイジーの、視野の広がりと技量の向上、です。そのための、具体的な留意点を、列挙してみましょう。

①話題について、歪みの起こりにくい情報、だけは聴取します。その報告内容に、スーパー

バイジーの技量は、現れます。事実確認の質問は、「提示技術」の指導でもあります。

②報告症例は、スーパーバイジーの、「いのち」に映った像、であると心に留めて、質問をしたりします。それによって、スーパーバイジーの中に、情報の重みづけの修正が生じる、ことを期待しています。

③対象症例についての、スーパーバイジーの、現時点での理解、はそのまま受け入れて、こちらの脳裏に像を描きます。時々、こちらのイメージ形成に必要な、質問をしますが、解釈を含まない、「事実確認」の水準に止めます。それでも、「情報収集」の留意点、についての指導になります。

④症例の心的世界、への理解については、スーパーバイジー自身の理解、を受け入れます。スーパーバイジーの、前意識での把握、も参与している、ことが通常だからです。将来への資質です。ちょっとした質問で、意識下の把握（印象記憶など）が、意識化されることがあり、対話精神療法のモデル提示、になります。

⑤スーパーバイジーが行った、「質問や助言など」の働きかけについては、その意図を、プラスに評価するように、努めます。初心者の、素朴な時点での行いには、その個人の、個性的な能力の萌芽、があるからです。指導者である自分、にはない技量、を発揮する選手、が育つことがコーチの歓びです。

⑥スーパーバイジーの質問は、積極性の表れであり、すべて、健康な「成長力」を含んでいるはずです。「質問行動」は目の前の「現実」ですから。治療者としての振る舞いの、モデルとなることを期待しての「回答」となります。当然、「内容」は個性的なものになり、「自己実現」という理念に叶います。

⑦多くの精神療法の学派では、その流派にどっぷりと染まり、権化のようになり、次いで、苦悩しながらそこを脱して、自立に至るという経過があり、ボクも永年、そのプロセスを、「あるべき道程」と尊重してきました。しかしそれは、コーチの比喩に馴染みません。さらに、「その人らしく」を尊重するロジャース派の理念にどっぷり染まると、染まらないままで生涯過ごす、結末に比べて、何か内側に「怨念」のようなものが生じる「道程」となる気がして、好まなくなりました。密かな「怨念」の影響は怖いものです。

51．精神医療のトレーニングに、認知症老人と小児を

このところ、急速に知的機能が失われていくのを、実感します。人名や固有名詞などを思い出せず、一寸した手紙も、辞書の助けが要ります。昔の自著を捲ってみると、色んな本の引用や名言の引用などに出会い、我が行いなのに、感嘆したりします。

そこで連想しました。小児の発達は、「必要な機能を、一つずつ増やしてゆく」であり、認知症老人は「不必要な機能を、一つずつ減らしてゆく」流れである。そうだとすると、小児の場合は、遺伝子によって企画、されているプロセスが、当面の生活上のニーズ、に合致している場合は、その瞬間に、個体全体の充足感、が生じます。幼児が何かを達成した瞬間に見せる、オーラを伴う喜悦です。哀しいかな、現代では、その光景は、稀な頻度になっています。「見守り」中心でなくなった育児により、幼児の発達は、生活の必要に合わせて、方向づけられ、いくらか歪められているのでしょう。外部の報酬系からの、「無理強い」が増えるからです。「英才教育」の成功例でも、「いのち」を、不幸せにしましょう。生体は複雑系であり、資質と学習との、調和

した総合体が、「健康」の基盤のはずです。「不自然・不幸せ」な総合体は、己が不健康になるだけでなく、他の「いのち」へも、「無理強い」をしがちになりましょう。現代人も、野生動物でない生物たちも、皆、不自然な歪んだ総合体、の状態にあります。

老人の、「一つずつ減らしてゆく」プロセスでは、本来の資質に、「無理強い」されて付加されたもの、から順に捨てられて、「身軽・自然」な在りよう、へ近づきましょう。家畜化からの解放です。「地が出る」、というニュアンスです。当人の自覚としては、「リラックスの幸せ」となるはずです。ところが、事態はしばしば、悲劇的です。なぜなら、われわれの多くは、「無理強いされて学習した機能、を拠り所にして」、日々を生きて、今も、それを生存の基盤に、しているからです。「出家」は稀有な例であり、「隠遁」は工夫・準備の成功者、という少数例です。われわれにできるのは、せめて一つずつでも、「いのちへの無理強い」を捨てたり・ゆるめたり、する工夫です。現時点での工夫を、重要な順に列挙してみましょう。

①**自然発生の離脱、を大切に**　ボクの場合は、冒頭に紹介した種々の脱落、を受け入れて、それに逆らわないことです。慣れて行くのです。「いのち」の尊重です。「これまで頑張ってきましたね。ご苦労さん、ありがとう」です。

②**小児期、できれば、幼稚園児の自分を思い出して、その日々、に戻ることです**　この方法の欠点は、「幼児教育」で無理強いされた歪み、が多い人では、不自由の強化に戻る点です。そ

れへの対策としては、「イヤ」という「拒否反応」の想起を大切にする、ことが有効です。「いのち」は、「拒否反応」においては「正直・率直」です。多くの「悦び」は、ときとして、「洗脳」の産物です。オーラを伴いません。

③**「いのち」の拒否反応は、自律神経系の不調として現れます**　これは、洗脳に抗います。薬物で自律神経系を鎮静させるのは、「応急処置」として仕方ないですが、「警報機」のスイッチを切っているのだと、反省してください。「いのち」が可哀そうです。

④**「外部を変える」**　広義の「環境調整」が、「いのち」に、「新たな無理強い」をさせない対処法です。

⑤**未来より過去に思いが向く、のは当たり前です**　「反省」でなく、「自己賞賛・なつかしさ」、を大切にしましょう。「こころのアルバム」です。

⑥**できるだけ、「デジタル」「しきたり」などの束縛、から離れましょう**　時計やカレンダーや、「義理や立場や肩書」に、縛られることの少ない生活、を増やしましょう。認知症の人の逸脱行為は、日々の束縛からの解放希求、という、「自然治癒」活動かもしれません。

ここまでのお話しは、認知症仲間への、語りかけですが、いまだ、半分は治療現場の生活者でもある、ボクの、治療者仲間への、提案でもあります。

認知症老人への支援、にあたっては、その人の幼児期を、ヒントにするのが最良ですが、情報源を得られるのは、若年性認知症などの、稀有な僥倖でしょう。それへの対策は、小児の普遍的な発達段階、の現場に立ち会うことを、治療者のトレーニングにする、という工夫です。自身の家族を相手でも、多少のトレーニングになりますが、できれば、精神科医を含めた、認知症援助者のトレーニングに、小児精神科の実務を加えることをお勧めします。昔から、老人を「二度目の童」、と言うじゃありませんか。

あとがき

臨終の最後を「息を引き取った」と言います。見ていると、息を吐き切って亡くなるようです。他方、産声は元気そのものですが、胎児の状態では肺に空気はないのですから、まず吸気があっての産声でしょう。臨終は胎児の状態に戻るのだ、と思うと、何だかほのぼのとします。多くの呼吸健康法で、まず息を吐き切る、からスタートするのは、胎児の状態にリセットするのでしょう。そのことをヒントに、究極の呼吸法を思い付きました。まず「吐き」ます。その時、全身のすべての骨を、下方が閉じるように動かすのです。脊椎や胸骨や前頭骨などの、左右の無い骨は、身体の下方が閉じるように動かしながら「息を天空へ向けて吐き」ます。胎児の状態へリセットです。吸うときは逆で、下方が開き、地の気を全身に吸います。次に、吐くときが「産声」の気分です。

最初は立位で練習しますが、次には、いろいろと体位を変えて行います。どの体位の場合も、「まず下方を閉じ、息を吐く」でスタートし、つづけて「地の気を吸い上げる」の順番が原則で、すべての骨が、まずいまの姿勢での「下方を閉じ」、次に「下方を開いて吸う」のです。

寝転んだ状態でこれを行い、起き上がると、「誕生の気分」のような、生き生き感が湧きます。寝るときの最後は「臨終の呼吸」で、下方を閉じきって終了です。「吐き切る」動きが、誕生のスタートと臨終とで同じであることを、意味深く感じます。ボクは、「養生の工夫」を出し切った、臨終の気分だからです。微かに、次なる誕生の気分も感じます。「睡眠・覚醒」を「死・再生」のメタファーと見なすのは、ありふれた習慣です。

著者略歴

神田橋條治（かんだばし　じょうじ）
1937年　鹿児島県加治木町に生まれる
1961年　九州大学医学部卒業
1971～72年　モーズレー病院ならびにタビストックに留学
1962～84年　九州大学医学部精神神経科，精神分析療法専攻
現　在　鹿児島市　伊敷病院

著　書　『精神科診断面接のコツ』岩崎学術出版社，1984年（追補1994年）
『発想の航跡　神田橋條治著作集』岩崎学術出版社，1988年
『精神療法面接のコツ』岩崎学術出版社，1990年
『対話精神療法の初心者への手引き』花クリニック神田橋研究会，1997年
『精神科養生のコツ』岩崎学術出版社，1999年（改訂2009年）
『治療のこころ１～29』花クリニック神田橋研究会，2000～2022年
『発想の航跡２　神田橋條治著作集』岩崎学術出版社，2004年
『「現場からの治療論」という物語』岩崎学術出版社，2006年
『対話精神療法の臨床能力を育てる』花クリニック神田橋研究会，2007年
『ちばの集い１～７』ちば心理教育研究所，2007～2012年
『技を育む』〈精神医学の知と技〉中山書店，2011年
『神田橋條治 精神科講義』創元社，2012年
『神田橋條治 医学部講義』創元社，2013年
『治療のための精神分析ノート』創元社，2016年
『発想の航跡 別巻　発達障害をめぐって』岩崎学術出版社，2018年
『神田橋條治の精神科診察室』IAP 出版，2018年
『心身養生のコツ』岩崎学術出版社，2019年
『発想の航跡 別巻２　聴く，かたる』岩崎学術出版社，2020年
『神田橋條治が教える 心身養生のための経絡・ツボ療法』創元社，2020年
『「心身養生のコツ」補講50』岩崎学術出版社，2021年
『「心身養生のコツ」補講51～104』岩崎学術出版社，2022年
『精神援助技術の基礎訓練』岩崎学術出版社，2023年

共著書　『対談 精神科における養生と薬物』診療新社，2002年
『不確かさの中を』創元社，2003年
『スクールカウンセリング モデル100例』創元社，2003年
『発達障害は治りますか？』花風社，2010年
『うつ病治療――現場の工夫より』メディカルレビュー社，2010年
『ともにあるⅠ～Ⅴ』木星舎，2014年，ほか
『心と身体といのちのこと』（白柳直子と共著）IAP 出版，2020年

訳　書　H. スポトニッツ『精神分裂病の精神分析』（共訳）岩崎学術出版社
C. ライクロフト『想像と現実』（共訳）岩崎学術出版社
A. クリス『自由連想』（共訳）岩崎学術出版社
M. I. リトル『精神病水準の不安と庇護』岩崎学術出版社
M. I. リトル『原初なる一を求めて』（共訳）岩崎学術出版社
M. M. ギル『転移分析』（共訳）金剛出版

心身養生、もっと工夫を
ISBN978-4-7533-1224-5

著者
神田橋條治

2023年9月7日　第1刷発行

印刷　(株)新協　／　製本　(株)若林製本工場

発行所　(株)岩崎学術出版社　〒101-0062 東京都千代田区神田駿河台 3-6-1
発行者　杉田 啓三
電話 03(5577)6817　FAX 03(5577)6837

「心身養生のコツ」補講 51〜104

神田橋條治著

一回きりの人生で自分だけの養生法を「創生」するために

「心身養生のコツ」補講 50

神田橋條治著

人生の「窮屈感」と「拘束感」を乗り越えるコツ

心身養生のコツ

神田橋條治著

『精神科養生のコツ』待望の大幅改訂

精神援助技術の基礎訓練

神田橋條治著

工夫と経験から生まれた援助のための基礎知識とハウツー

追補 精神科診断面接のコツ

神田橋條治著

初版以来 10 年の時によって育まれた追補を付し改版

精神療法面接のコツ

神田橋條治著

「診断面接のコツ」に続く待望の臨床羅針盤

発達障害をめぐって

神田橋條治著

発想の航跡・別巻

聴く，かたる——**講演集**

神田橋條治著

発想の航跡・別巻 2